Elisabeth Engler

Sonja Bart

Krautgeschwister

Heilpflanzen und Wildkräuter für Anfänger

Elisabeth Engler & Sonja Bart

Krautgeschwister

Heilpflanzen und Wildkräuter für Anfänger

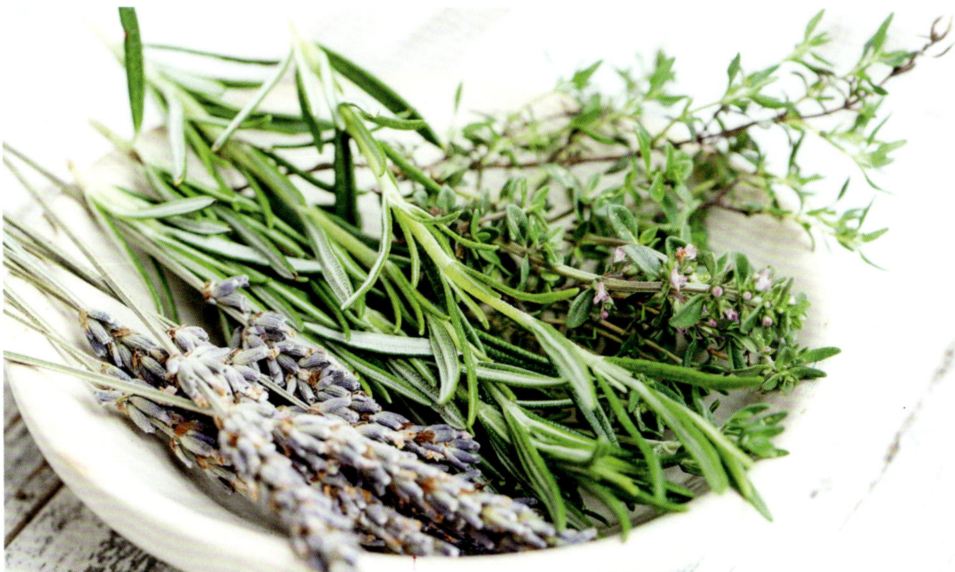

CBV Compbook Verlag

Bibliografische Information der Deutschen Nationalbibliothek
Die Deutsche Nationalbibliothek verzeichnet diese Publikation in der Deutschen Nationalbibliografie; detaillierte bibliografische Daten sind im Internet über http://dnb.d-nb.de abrufbar.

2. Auflage 2021

Herausgeber:
CBV Compbook Verlag
Karl-Heinz Engler Dipl. Ing. (FH)
Kirchbergstr.17
D-85402 Kranzberg
www.compbook.de
Email: compbook@gmx.de

Herstellung:
Generál Nyomda Kft.
6278 Szeged, Kóllegiumi út 11/h
Ungarn

ISBN 978-3-934473-94-2 (Softcover)

Hinweise und Haftungsausschluss
Alle in diesem Buch gemachten Angaben, Empfehlungen, Tipps, Übungen, Visualisierungen und Anwendungshinweise wurden von den Autorinnen nach bestem Wissen erstellt und mit größtmöglicher Sorgfalt geprüft. Eine Haftung oder Garantie für mögliche Folgen oder inhaltliche Unrichtigkeit kann jedoch nicht übernommen werden. Jegliche Haftung wird ausgeschlossen.

Selbstbehandelt werden sollten grundsätzlich nur leichtere üblicherweise auftretende Gesundheitsstörungen, die innerhalb von wenigen Tagen wieder verschwunden sind und keine ärztliche Behandlung erfordern. Den Arztbesuch kann dieses Buch bzw. die Anwendungsempfehlung der darin beschriebenen Rezepte nicht ersetzen.

Bitte halten Sie Kräuter und Alkohol von Kindern fern!

Wer Kräuter in der freien Natur sammelt, muss sich an die gesetzlichen Artenschutzbestimmungen halten. Diese können sich jederzeit ändern, daher können die Hinweise in diesem Buch nicht vollständig sein. Bitte erkundigen Sie sich vor dem Sammeln danach, zum Beispiel beim Bundesamt für Naturschutz www.bfn.de

INHALT

Vorweg

Wer uns bereits von unserem Blog oder diversen Facebook-Kräutergruppen her kennt weiß, dass wir zwei für das Thema Heilkräuter und deren Verarbeitungsmöglichkeiten brennen. Ob für natürliche Haus- und Heilmittel, feine Naturkosmetik oder in der Kräuterküche, wir testen alles aus und wir sind davon überzeugt: mit Kräutern und Wildpflanzen lässt es sich besser, gesunder, natürlicher und nachhaltiger leben!

Auf Krautgeschwister.de veröffentlichen wir zahlreiche unserer Experimente und tauschen uns mit tausenden Natur- und DIY-Interessierten Usern aus.

Ich, **Elisabeth**, bin schon ein alter Hase (oder Häsin) bei der Verwendung von heimischen und nicht heimischen Heilkräutern und veröffentliche seit 2005 Ratgeber. Außerdem schreibe ich als Freie Redakteurin für verschiedene Fachzeitschriften und Magazine und bin Kräuterpädagogin mit Diplom. Doch manchmal habe ich das Gefühl, je mehr ich lerne, umso mehr könnte ich noch dazu lernen. Für mich ist sehr wichtig, den Umgang mit der Natur bewusst und voller Dankbarkeit wahrzunehmen und verlasse mich gerne auf meine Intuition. Gerne gebe ich mein Wissen weiter, Althergebrachtes darf nicht vergessen werden, aber moderne, neue Erkenntnisse auch nicht missachtet, sondern mit dem Wissen unserer Vorfahren verflochten werden.

Ich, **Sonja**, bin mit der Verwendung von Heilkräutern im Alltag aufgewachsen und habe dies lange als ganz selbstverständlich erachtet. Erst eigene Erkrankungen, Erkrankungen meines Seelenhundes und einige Unverträglichkeiten haben mich dazu gebracht, mich eingehender mit der Materie zu befassen. Im Zuge meiner Recherchen und Experimente habe ich das Potential der Natur und meine Leidenschaft fürs Rühren entdeckt. Auch ich bin mittlerweile diplomierte Kräuterpädagogin und lebe dies mit Leib und Seele. Seit einigen Jahren teile ich meine Rezepte auch im Internet und bringe seit der Gründung von Krautgeschwister meine Leidenschaft gemeinsam mit Elisabeth vielen Menschen näher …

Es ist noch gar nicht so lange her, dass wir beide uns kennengelernt haben, und doch kommt es uns ewig vor. Gesucht und gefunden, ein Herz und eine Seele beschreibt es eigentlich am ehesten. Gemeinsam entwickeln wir, trotz der einigen

hundert Kilometer, die uns trennen, unsere Rezepte, Beiträge, Heilpflanzen-portäts. Wir überhäufen uns gegenseitig mit Ideen und Anregungen und tauschen uns ständig aus. Und so kam es, wie es kommen musste: wir wollten ein gemeinsames Buch herausbringen.
Und das habt Ihr nun bereits in der Hand, worüber wir uns sowas von freuen …
Wir wünschen Euch nun viel Freude und gute Erfahrungen mit den Erkenntnissen und Informationen, die Ihr dadurch erlangen könnt. Und besucht uns weiterhin auf unserem Blog!

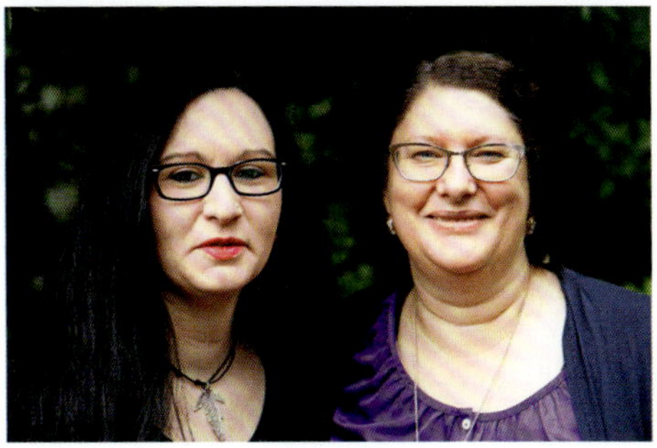

Eure Krautgeschwister
Sonja und Elisabeth

Basics

Wenn man es einmal verstanden hat, wie es funktioniert, dann ist die Herstellungsweise für viele Naturheilmittel dieselbe oder zumindest sehr ähnlich und jeder kann sich ganz einfach viele wirksame Hausmittelchen selbst herstellen.

Auf den folgenden Seiten gehen wir genau darauf ein und beschreiben, wie Ölauszüge und Tinkturen angesetzt werden und zu Salbe und Creme weiterverarbeitet werden können.

Bei den weiter hinten ab Seite 41 aufgeführten Heilkräuterporträts stehen dann noch jeweils einige Rezepte dabei, die über die einfachen Grundrezepte hinausgehen (und auch andere wie für Heilweine, Liköre usw.), aber immer noch, zumindest anhand unserer Beschreibungen, anfängertauglich. Die Porträts geben Informationen zu solchen Heilkräutern, die viele bereits erkennen können – was ja erst einmal das Wichtigste ist. Darauf basierend sucht man sich aus, was man daraus herstellen möchte. Es muss nicht immer so eine „richtige" Kräutermedizin werden, auch Kräutertees selbst sind eigentlich das einfachste Hausmittel der Welt… und immer einsatzbereit, wenn man sie gerade benötigt.

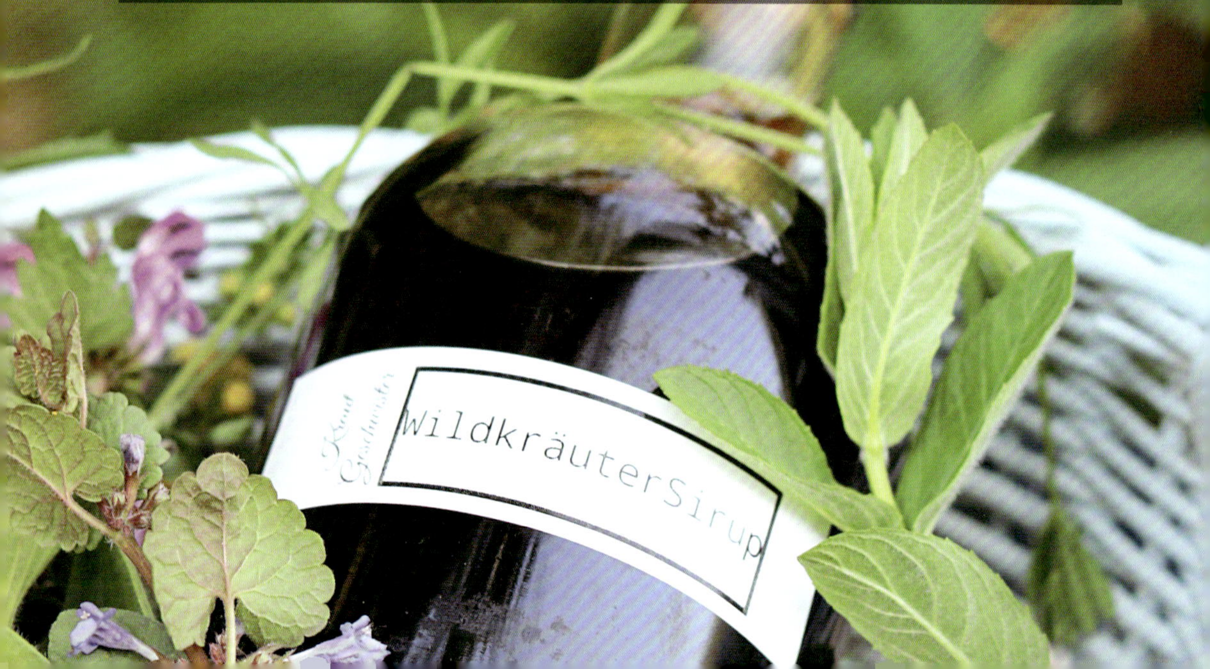

Heilpflanzen sammeln und trocknen

Wo und wann gesammelt wird

Am einfachsten ist es natürlich, im Garten die Pflanzen zu pflücken, wenn sie dort (ausreichend) wachsen. Die „Jagd“ nach Wildkräutern in Wald und Wiese macht viel Spaß, dafür muss man sie aber wirklich sicher kennen und erkennen, um Verwechslungen mit anderen, vielleicht giftigen oder ungenießbaren Pflanzen zu verhindern. Doch auf diese Art und Weise lernt die angehende Kräuterhexe auch die Vorlieben hinsichtlich Ort und Pflanzennachbarn und Wachstumsbedingungen der jeweiligen Pflanzen kennen. Die ab Seite 41 aufgeführten Pflanzenporträts geben erste Hinweise zu Aussehen und Einsatzmöglichkeiten, viele Kräuter sind sicherlich bereits bekannt, wurden aber bisher vielleicht nicht gerade als „Heilkraut“, sondern eher als „Unkraut“ wahrgenommen, wie beispielsweise die sehr heilkräftige Brennnessel.

Für das Erkennen weiterer Heilpflanzen ist es unbedingt nötig, sich einen guten Heilpflanzenführer zuzulegen. Wir können gut das Buch „Was blüht denn da?“ aus dem Kosmos Verlag empfehlen. Es gibt dieses Buch in verschiedenen Ausführungen, sucht Euch bitte aus, mit welcher Ihr am besten zurechtkommt.

Am wichtigsten ist erst einmal die sichere Bestimmung! Falsch zugeordnete und gesammelte Pflanzen können zu schweren Vergiftungen führen, darum ist das so wichtig. Darüber hinaus gibt es praktische Apps für das Smartphone, die ebenfalls bei der Bestimmung hilfreich sein können. Doch niemals, wirklich niemals (!!!) darf man sich auf eine solche App alleine verlassen! Immer nochmals in den Bestimmungsbüchern nachsehen, ob die App-Bestimmung damit übereinstimmt. Wir haben in unseren Facebook-Gruppen viel zuviele Falschbestimmungen gesehen, die Mitglieder gepostet hatten und die allzu leicht ins Auge hätten gehen können. Darum nochmals: erst die App bedienen, dann nochmals bestätigen lassen per Buch oder einer kräuterkundigen weiteren Person oder auch in der Apotheke, die auch oftmals helfen.

Viele Volkshochschulen und manche Apotheken sowie auch kräuterkundige Frauen bieten Kräuterspaziergänge und Kräuterkurse an, bei denen man gemeinsam bestimmt und sammeln geht und oft Tipps im Umgang mit den Wildpflanzen

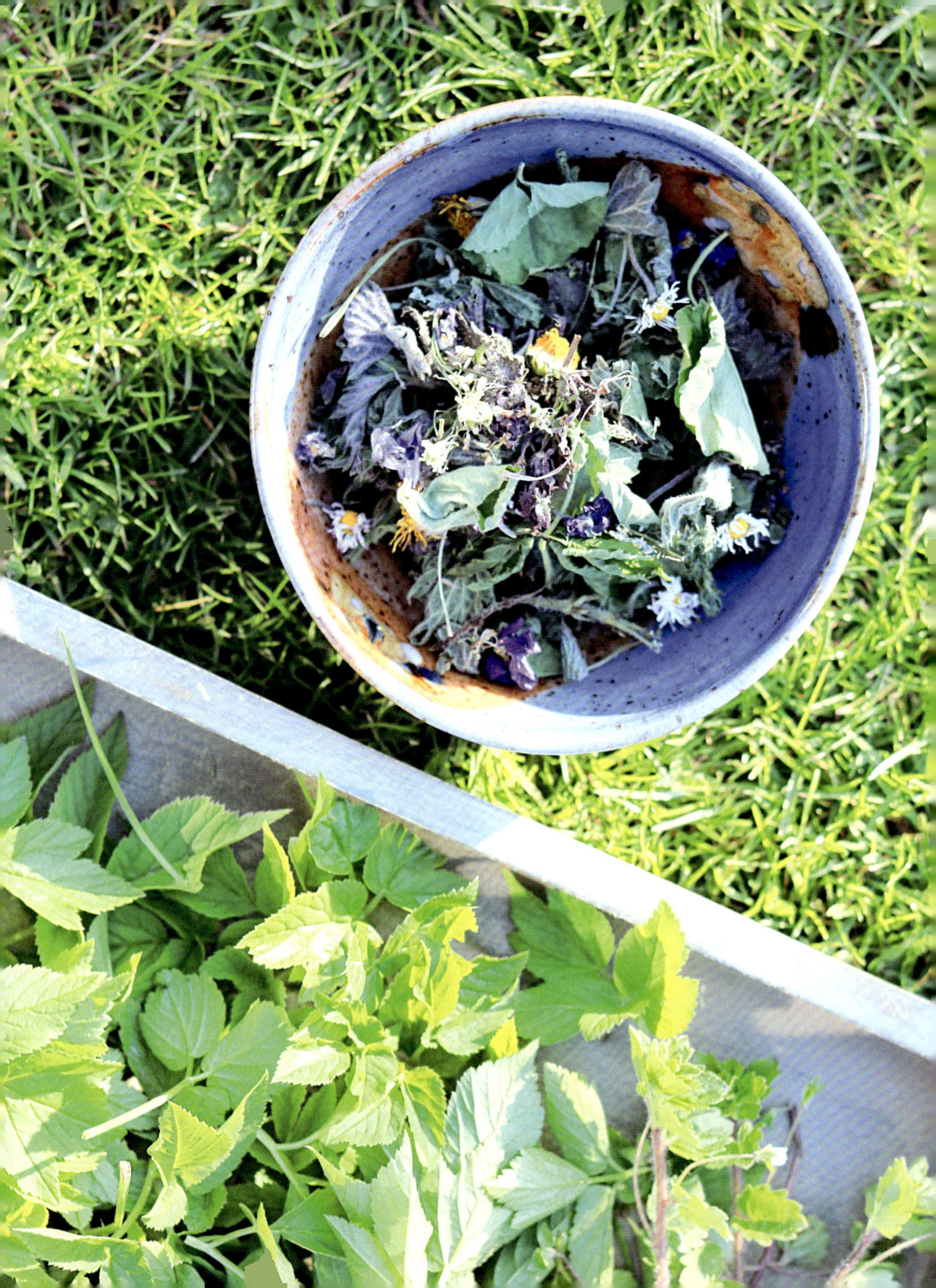

erhalten kann. Seid Ihr Euch nicht absolut sicher und habt auch niemanden, der sich mit der Botanik gut auskennt, dann lieber Hände weg! Straßenränder, Bahndämme, Mülldeponien, Hundegassiwege oder auch direkt neben bewirtschafteten Ackerflächen darf nicht gesammelt werden, hier wird gedüngt oder mit Unkrautvernichtungsmitteln gespritzt. Abgesperrte und geschützte Flächen sowie bepflanzte Felder bitte nicht zum Sammeln betreten, Wälder zur Brunft- und Brutzeit meiden. Nicht zuletzt der Standort der Kräuter entscheidet über die Menge der in einer Pflanze enthaltenen Wirkstoffe (z. B. über das Sonnenlicht) und ihren Geschmack. Stellen, an denen man sammelt, müssen unbedingt auch einwandfrei sein in Bezug auf Hygiene. Werden sie zum Beispiel von Füchsen besucht und durch deren Kot verunreinigt, besteht die Gefahr der Infektion mit dem Fuchsbandwurm (Echinococcus multilocularis). Doch nur direkt am Boden, die höher wachsenden Beeren und Triebspitzen von Kräutern sind davon nicht betroffen. Laut einem Bericht der nrz.de[1] und von Spiegel.de[2] ist die Übertragungsgefahr auf den Menschen sehr gering, eher wären Hunde und Katzen gefährdet. Wenn also irgendetwas, was man sammeln möchte, durch Kot verunreinigt ist: unbedingt stehen lassen (eigentlich ist das eh selbstverständlich).

Kräuter und Blüten immer an sonnigen oder zumindest trockenen Tagen am späten Vormittag bis in den frühen Nachmittag hinein sammeln, sobald der Tau abgetrocknet ist. Am besten sind auch die vorausgegangenen 2–3 Tage trocken gewesen, aber das ist bei uns oft schwer einzuhalten.

Der Artenschutz ist dabei natürlich dringend zu beachten (die in diesem Buch genannten Kräuter sind alle nicht gefährdet und können deshalb guten Gewissens gesammelt werden).

Wir sammeln junge, zarte Blätter und Blüten in voller Blüte, die noch nicht verblühen.

Besonders wichtig ist es auch, Ressourcen zu schonen, was bedeutet, immer die meisten Pflanzen stehen zu lassen, nie eine Wuchsstelle ganz oder überwiegend absammeln. 20–25 % etwa sind gerade noch erlaubt, dann sucht man eine andere Wuchsstelle, damit diese Pflanzenart auch im nächsten Jahr wieder dort wachsen kann.

---

1. https://www.nrz.de/panorama/wissenschaft/fuchsbandwurm-weit-verbreitet-aber-wenig-infizierte-id215139523.html

2. https://www.spiegel.de/gesundheit/diagnose/fuchsbandwurm-darf-man-himbeeren-in-bodennaehe-pfluecken-a-1091187.html

Bitte pflückt nur soviel, wie Ihr in den nächsten Stunden verarbeitet, danach werden Pflanzenteile eh welk und verderben rasch. Und natürlich auch nur soviel benötigt wird. Spätestens im nächsten Jahr gibt es schließlich wieder neue, und die Haltbarkeit getrockneter Kräuter und Blüten ist etwa auf ein Jahr begrenzt. Kräuter werden in Körben, Schüsseln, Eimern oder Baumwollbeuteln transportiert oder zusammengebunden zu Büscheln und schnellstmöglich weiterverarbeitet.

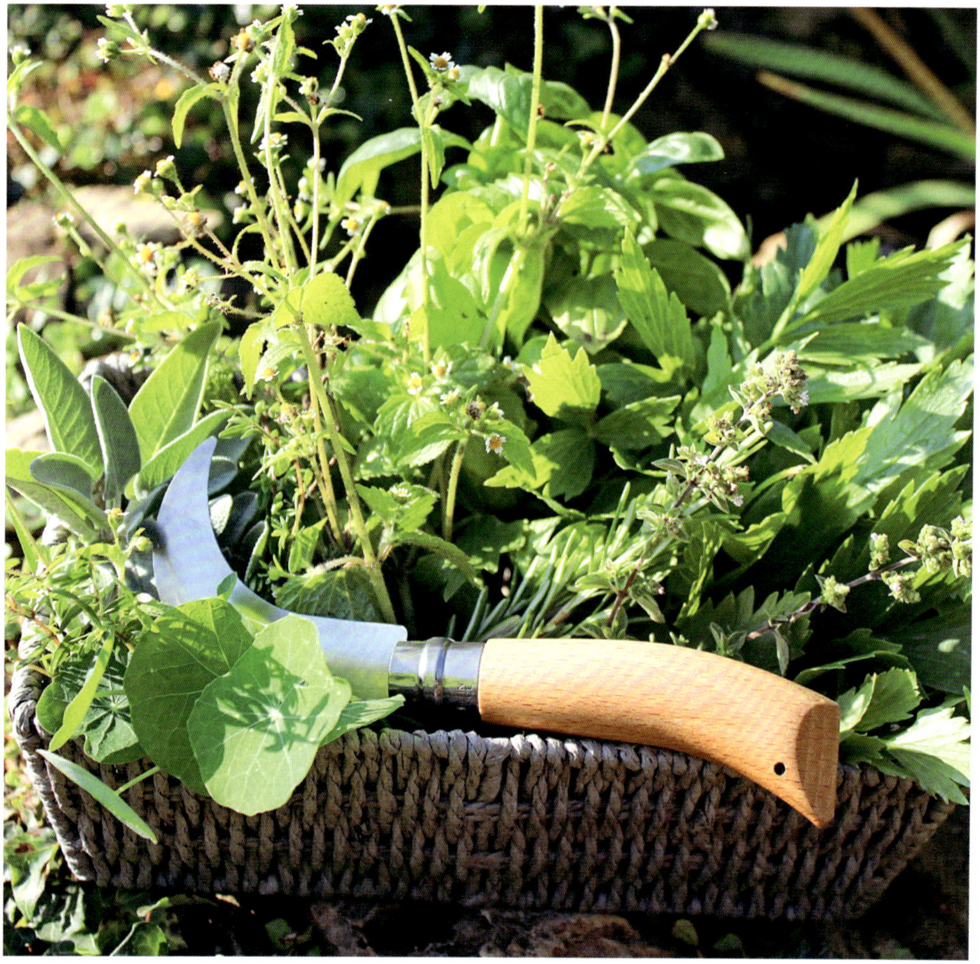

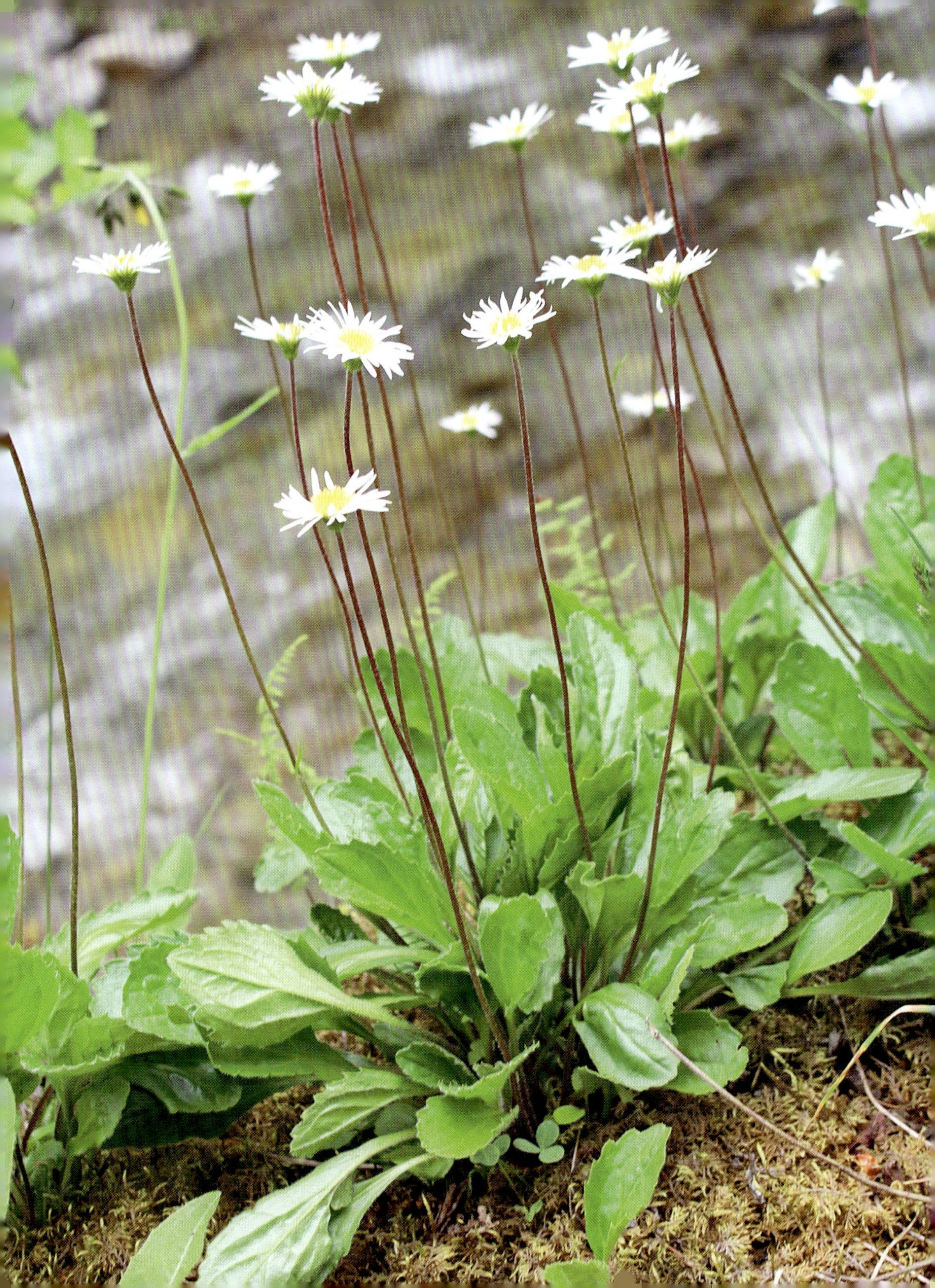

Was beim Trocknen zu beachten ist

Unsere „Beute“ haben wir nun gut nach Hause gebracht. Sie werden jetzt nicht gewaschen sondern erst einmal vorsichtig ausgeschüttelt von allem, was noch darin sein mag (kleine Käferchen, Ameisen, Blütenstaub, Erde). Dazu geben wir ihnen etwas Zeit und breiten die Pflanzenteile im Schatten gut aus.

Sollen die Kräuter nicht frisch verwendet werden, müssen wir sie trocknen.

Das geschieht am besten an einem luftigen Ort ohne direkte Sonnenbestrahlung, bis das ganze Kraut gut durchgetrocknet ist und richtig schön raschelt, wenn man es bewegt. Das dauert je nach Pflanzenteil (Stängel, Wurzel, Blatt, Blüte) und Trocknungsbedingungen (Luftfeuchte, Licht, Temperatur) unterschiedlich lange, aber immer ein paar Tage.

Achtung: Nicht durchgetrocknete Pflanzen enthalten noch eine Restfeuchte, die sie später schimmeln und verderben lässt – unbedingt solche Pflanzen entsorgen, sie sind gesundheitsschädlich! Vor allem Pflanzen mit hohem Anteil an ätherischem Öl nehmen die Sonne übel, es verdunstet einfach. Außerdem werden Pflanzen im Sonnenlicht braun und unschön, das wertvolle Chlorophyll, das für die Grünfärbung verantwortlich ist, wird zerstört.

Zum Trocknen die Kräuter entweder:

- Gebündelt zu nicht zu dicken Sträußchen aufhängen (dazu eignet sich eine sog. Kräuterkrone gut, im Internet erhältlich)
- Auf einem alten Bett-Tuch auf einem Tisch oder einer trockenen Unterlage ausbreiten (Zeitungspapier enthält schädliche Stoffe wie die Druckerschwärze, bitte nicht verwenden!)
- Im Backofen bei maximal 40 °C trocknen (Kochlöffel in der Backofentüre einklemmen)
- In einem Dörrapparat ausgebreitet trocknen (Haushaltwarengeschäft)
- In ein Trockennetz geben (z. B. über den Versand erhältlich)
- Einen Kräutertrockner aus Holz (bespannt mit luftdurchlässigem Gewebe) verwenden (Spezialhandel)

Am besten täglich 1–2-mal wenden und solange trocknen bis das Kraut richtig trocken und brüchig ist und raschelt, wenn man es abrebelt.

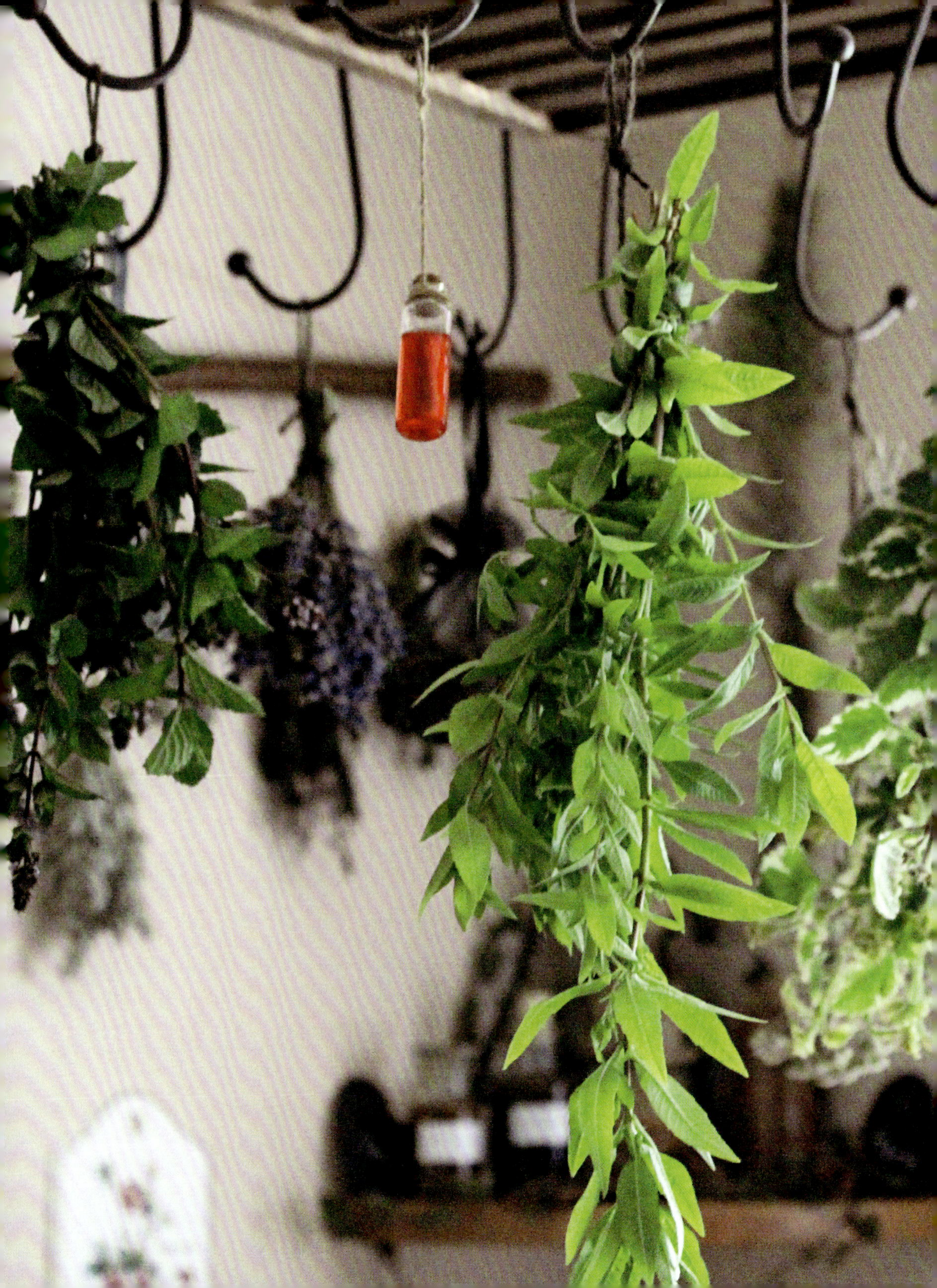

Lagern von getrockneten Pflanzen

Getrocknete Pflanzenteile wie z. B. Tee sollte man in einem gut verschlossenen Dunkelglas oder Porzellan (Kräuter sind lichtempfindlich) aufbewahren. Auch ein dunkler Schrank eignet sich.
Auch kleine Säckchen aus Baumwolle und Leinen sind für Kräuter geeignet, die einen weniger hohen Anteil der flüchtigen ätherischen Öle haben. Doch diese müssen unbedingt ebenfalls trocken gelagert werden und sind für Befall durch Motten und anderes Ungeziefer relativ anfällig, daher raten wir nicht dazu.
Auch Metall kann mit Pflanzenstoffen reagieren und wird daher nicht empfohlen.
Unbedingt beschriften (mit Datum) und vor dem Verwenden kontrollieren, ob alles gut duftet und schimmelfrei ist.
Im Zweifelsfalle entsorgen!

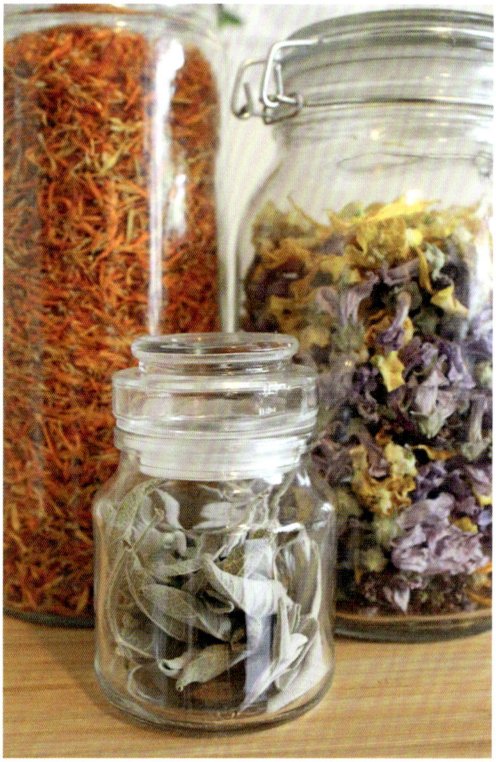

Heilpflanzen verarbeiten

Nun haben wir also unsere Kräuter und Unkräuter Heilpflanzenteile gesammelt und ggfls. getrocknet. Wie geht es nun weiter? Wir können einfach einen Tee daraus herstellen, das kennt wohl jeder. Darüber hinaus jedoch wollen wir zu einer Kräutermedizin verarbeiten, die uns dann zur Verfügung steht. Dafür machen wir einen sogenannten Auszug, was bedeutet, die in der Pflanze enthaltenen Wirkstoffe sollen herausgezogen, extrahiert werden. Das kann mittels Öl (Ölauszug), Alkohol (Tinktur), Zucker oder Honig (Sirup) oder Essig (Kräuteressig) sowie Glycerin (Glycerit) geschehen.

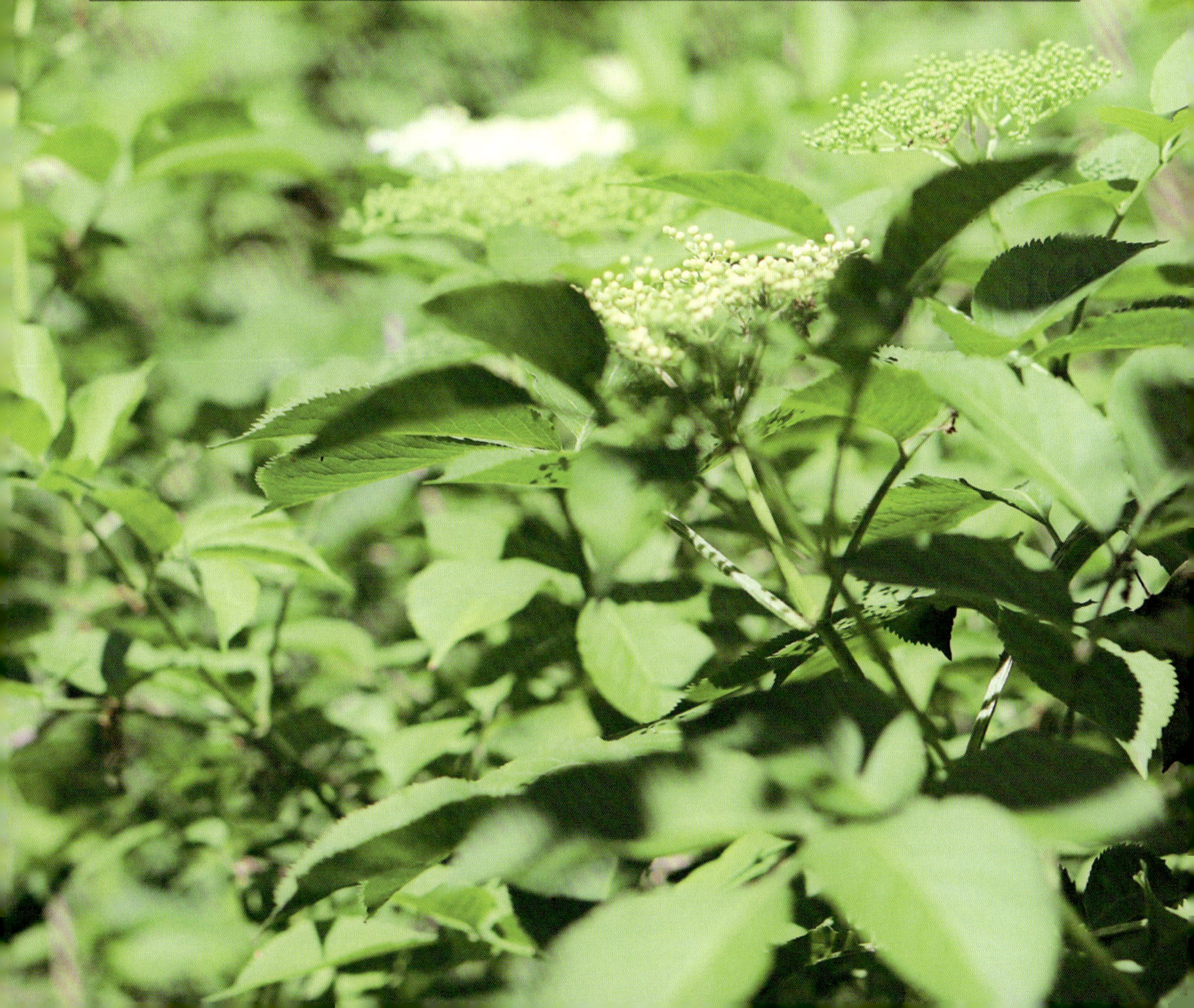

Ölauszüge

Es gibt zwei Arten von Ölauszügen. Einmal den Kaltauszug, auch Mazerat genannt und den Warmauszug unter sanfter Wärmezuführung.
Ölauszüge sind die Grundlage jeder Salbe und man benötigt sie auch für kosmetische Cremes und Heilcremes.
Der Ölauszug wird immer dann verwendet, wenn öllösliche (lipophile) Wirkstoffe aus einem Kraut, einer Blüte, Wurzel, Rinde oder Blatt extrahiert werden sollen. Dies sind insbesondere Carotinoide, ätherische Öle und Phytosterole.

Die Herstellung von Ölauszügen findet entweder im Kaltauszug statt, der besonders schonend ist und die meisten Wirkstoffe aus dem Pflanzengut herauslöst, jedoch relativ lange dauert (2–6 Wochen). Außerdem muss auf die in frischen Pflanzenteilen enthaltene Feuchtigkeit geachtet werden, damit nichts schimmelt. Oder im Warmverfahren, das zwar nicht so schonend ist, dafür aber schneller fertig und wenn es eben mal schneller gehen muss, weil der Auszug dringend benötigt wird, ist er ebenfalls unser Mittel der Wahl.

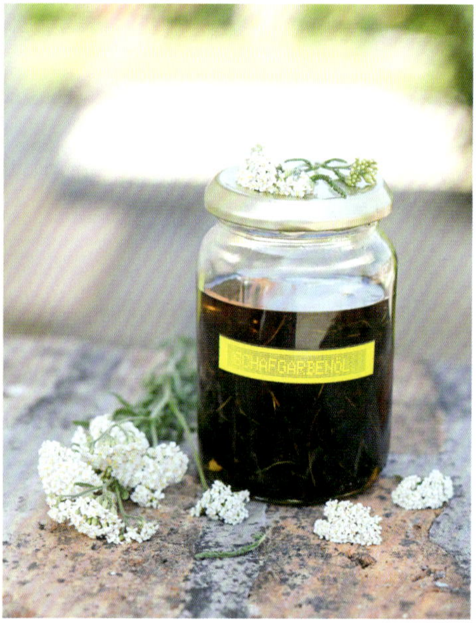

Herstellung Kaltauszug

Zur Herstellung eines Ölauszuges im Kaltverfahren, benötigt man Kräuter (oder Blüten, Wurzeln, Blätter, Rinde etc.), ein fettes, natives Öl und ein desinfiziertes, trockenes Glas. Frisches Pflanzenmaterial sollte idealerweise ein paar Stunden bis zu einem Tag angetrocknet werden, um den Flüssigkeitsgehalt in der Pflanze zu reduzieren und damit der Schimmelgefahr vorzubeugen. Sollte das Pflanzengut verschmutzt sein, dieses vorher gründlich mit klarem Wasser waschen, mit einem Trockentuch gut abtupfen und anschließend mindestens einen Tag ausgebreitet (z. B. auf einem Tuch) im Schatten antrocknen lassen. Es können jedoch auch vollständig durchgetrocknete Kräuter verwendet werden für den Kaltauszug.

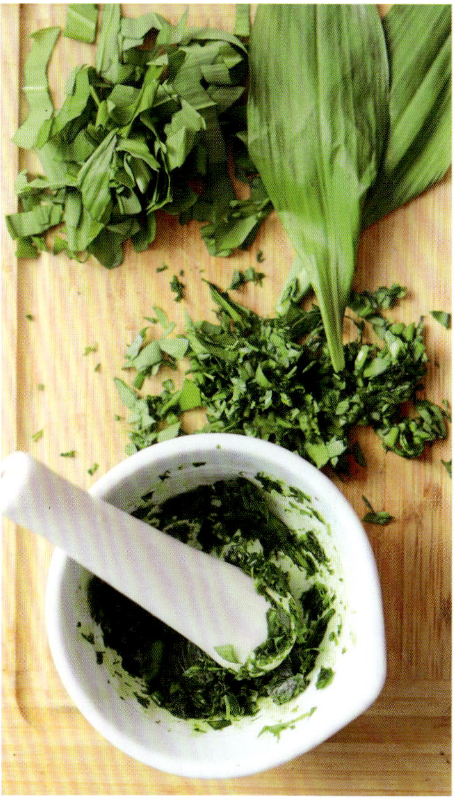

Sodann das Pflanzenmaterial möglichst klein schneiden (je feiner desto besser) oder mörsern und in das vorbereitete Glas geben. Getrocknete Pflanzen ebenfalls zerkleinern und einfüllen. Mit dem Öl soweit aufgießen, dass alle Pflanzenteile vollständig mindestens 2 Finger hoch mit Öl überdeckt sind. Jedes aus dem Öl herausstehende Pflanzenteil ist eine potentielle Schimmel- oder Fäulnisgefahr und verdirbt den gesamten Auszug! Idealerweise sollte man die Glasgröße immer

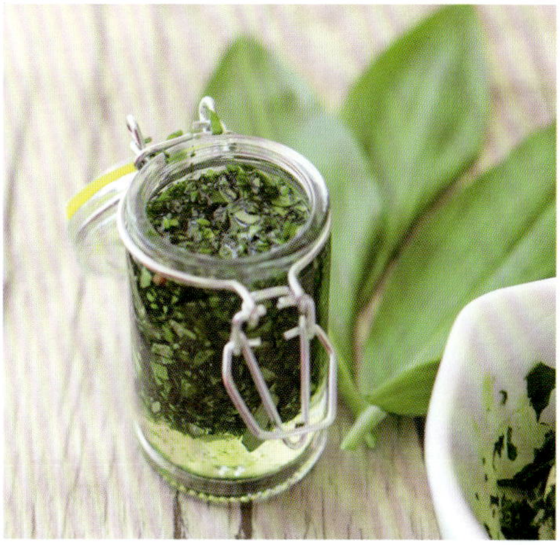

der gewünschten Menge, die man herstellen möchte, anpassen. Das heißt, dass das Glas immer möglichst vollständig mit Öl gefüllt sein sollte. Je weniger Platz für Luft im Glas ist, desto besser (im Gegensatz zu alkoholischen Ansätzen).

Bei der Verwendung getrockneter Pflanzen wird das Glas jetzt verschlossen. Werden frische Kräuter verwendet, sollte die ersten 1 bis 2 Wochen das Glas nur mit einem Tuch abgedeckt und nicht luftdicht verschlossen werden, evtl. mit einem Gummiband oder einer Schnur zubinden.

Dies verhindert, dass die Restfeuchtigkeit in den Pflanzen zu Schimmel oder Gärung führt, da sie so ausdunsten kann. Nach ein bis zwei Wochen kann dann auch hier der Deckel auf das Glas gegeben werden. Während der Auszugszeit sollte das Pflanzenmaterial regelmäßig (am besten 1–2-mal täglich) bewegt (mit sauberem Löffel umrühren, später sanft schwenken) werden.

Ein Kaltauszug dauert in der Regel zwischen ein und vier Wochen. Leichte bzw. zarte Pflanzenteile wie Blüten benötigen in der Regel nur ein bis zwei Wochen, härtere Pflanzenteile wie Wurzeln oder starke, feste Blätter eher zwei bis vier Wochen. Eine Ausnahme bei den Blüten bildet hier das Johanniskraut. Die Blüten des Johanniskrauts sollten vier bis sechs Wochen im Öl ausgezogen werden, bis sich das Öl satt rot gefärbt hat. Während der Auszugszeit sollte das Glas hell, aber keinesfalls in der Sonne aufbewahrt werden. In älteren Rezepten wird immer wieder der Auszug in direkter Sonneneinstrahlung geraten. Heute weiß man allerdings (und das ist durch verschiedene Forschungsarbeiten bestätigt), dass dies einerseits keine nennenswerten Vorteile mit sich bringt, andererseits photosensible, also lichtempfindliche Bestandteile sogar zerstört werden und sich negativ auch auf die Haltbarkeit des verwendeten Öls auswirken. Dies gilt auch (und ganz besonders) für das Johanniskrautöl!

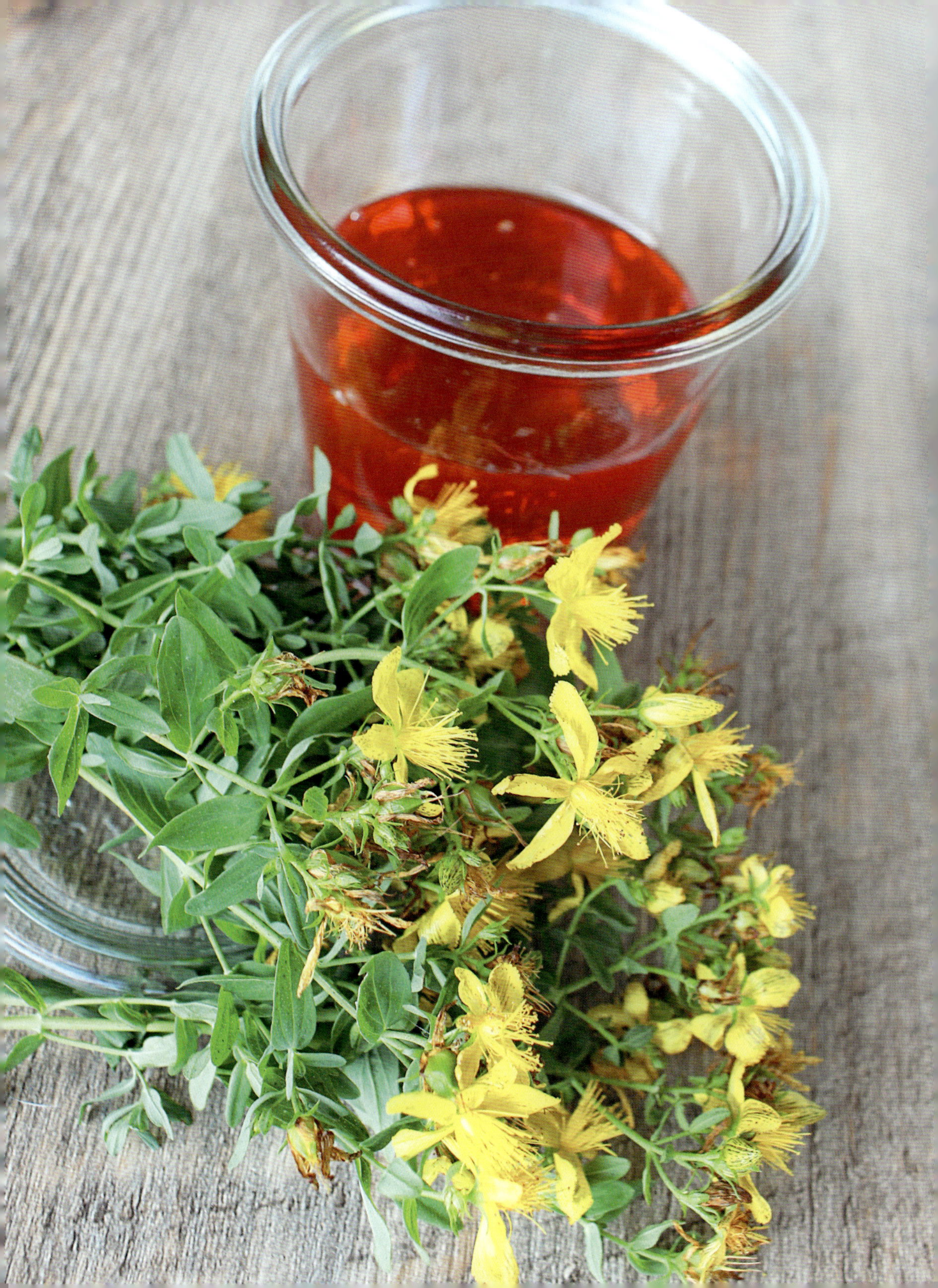

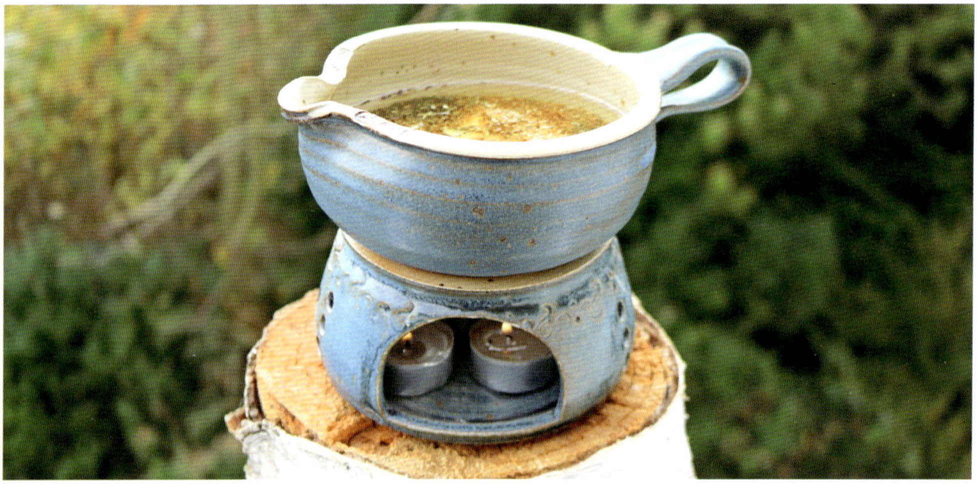

Herstellung Warmauszug

Der Warmauszug bietet sich an, wenn man den Auszug schnell benötigt und nicht mehrere Wochen darauf warten kann oder möchte. Hierzu eignen sich ebenfalls sowohl frische als auch getrocknete Pflanzen. Die Vorbereitungen sind die gleichen wie beim Kaltauszug. Also alles reinigen, gut antrocknen lassen und möglichst fein zerkleinern, sehr wasserhaltige Pflanzen ein paar Stunden antrocknen lassen.
Sodann alles in ein desinfiziertes Glas oder eine Schüssel (Porzellan, Glas o.ä., kein Eisen enthaltendes Metall) geben und gut mit Öl bedecken. Das Ganze dann im Wasserbad erwärmen. Vorsicht, hierbei darf kein Wasser vom Wasserbad ins Öl gelangen. Die Temperatur sollte dabei um die 40 bis 50 °C betragen. Mehr als 60 °C sollten hier keinesfalls erreicht werden, dann würden hitzeempfindliche wertvolle Inhaltsstoffe zerstört. Alternativ zum Wasserbad kann auch ein sogenanntes Salbenöfchen (siehe Foto) genutzt werden. Auch hier die Temperatur regelmäßig überprüfen!
Erwärmt wird das Ganze nun mindestens 1, besser noch bis zu 4 Stunden. Regelmäßiges Umrühren fördert das Lösen der Inhaltsstoffe. Dann das Ganze mehrere Stunden (am besten über Nacht) abkühlen lassen. Am folgenden Tag wieder für mehrere Stunden erwärmen und abkühlen lassen. Wenn man die Zeit hat, dies über drei bis vier Tage wiederholen. Ansonsten kann auch am zweiten Tag abgeseiht werden.

Fertigstellung und Lagerung der Auszüge

Nach Ablauf der Auszugszeit das Öl durch einen Filter geben (hier haben sich Kaffeefilter, Teefilter oder Nussmilchbeutel sowie Zellstoff besonders bewährt).

Wir geben unseren Auszügen immer noch Vitamin E bei, um die Stabilität des Öls zu erhöhen (es wird dann nicht so schnell ranzig). Das Vitamin E wird hierbei in einer Konzentration von 0,1 bis 0,2 % dosiert und gründlich untergemischt.

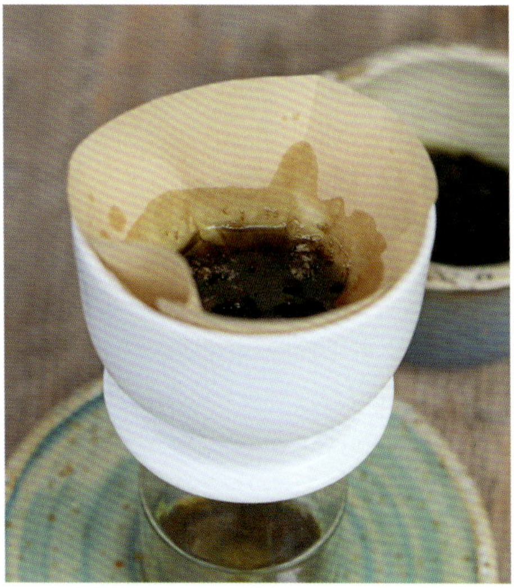

!

Kleiner Tipp:

Vor dem Filtern den Ölauszug kurz etwas erwärmen, dann läuft es besser und vor allem schneller durch den Filter, da sich die Viskosität erhöht. Aber Vorsicht: nur erwärmen, 40 °C reichen vollkommen. Alles darüber schadet den Inhaltsstoffen.

Der Ölauszug sollte kühl und dunkel aufbewahrt werden. Dazu den gefilterten klaren Ölauszug entweder in Braunglasflaschen füllen oder die Flaschen alternativ dunkel lagern. Man kann die Flaschen auch mit haushaltsüblicher Aluminiumfolie umwickeln oder einen blickdichten Einzelsocken darüber ziehen.
Wie lange ein Öl verwendet werden kann, richtet sich hier nach seinem Mindesthaltbarkeitsdatum (MHD). Durch die Zugabe von Vitamin E können hier noch einmal etwa 3 Monate hinzugerechnet werden.
Es empfiehlt sich, die Flaschen nicht nur sorgfältig mit dem darin befindlichen Inhalt zu beschriften, sondern auch das MHD dort gleich aufzuschreiben.

Verwendbare Öle:

Grundsätzlich kann jedes fette native Öl für einen Ölauszug verwendet werden. Schnell ranzende Öle, wie zum Beispiel Leinöl, eignen sich aufgrund ihrer kurzen Haltbarkeit und ihrer Neigung zu schnellem Verderb (Ranzen) nur bedingt bis gar nicht für Ölauszüge. Ihre Haltbarkeit kann zwar durch dunkle, kühle Lagerung und die Zugabe von Vitamin E verlängert werden, dennoch müssen Salben, die damit hergestellt wurden, recht zügig aufgebraucht werden
Wir nutzen bevorzugt Olivenöl, Mandelöl, Sonnenblumenöl (HO)[3] oder Rapsöl (HO). Für einen Warmauszug eignen sich auch Kokos- oder Babassuöl. Da Kokos- und Babassuöl bei Zimmertemperatur nicht flüssig sind, sind diese für den Kaltauszug ungeeignet, bzw. nur im Sommer bei Temperaturen über 25 °C geeignet.

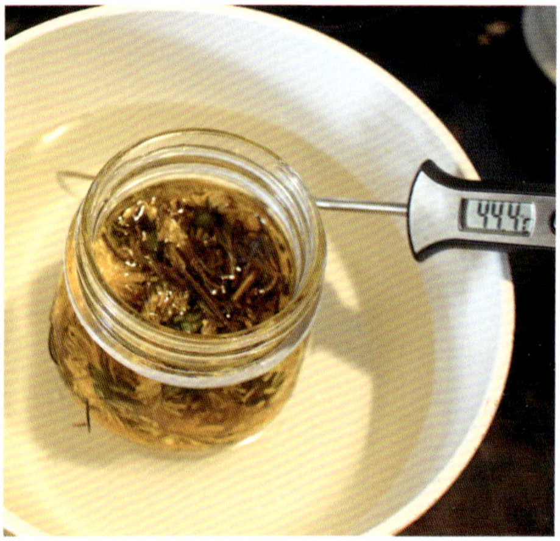

3. HO bedeutet „high oleic“, hoch olsäurehaltig, daher besonders hitze- und oxidationsstabil

Tinkturen - Grundrezept

Tinkturen sind Extrakte, Auszüge aus Pflanzen, wobei nach dem Europäischen Arzneibuch nur Ethanol (Weingeist) als Auszugsmittel zugelassen ist. Dieser lebensmittelgeeignete (unvergällte) Alkohol holt alkohollösliche Wirkstoffe aus den Pflanzenteilen. In der Regel besteht das Auszugsmittel aus einem Alkohol-Wasser-Gemisch, wobei der Wasseranteil dann auch die wasserlöslichen Inhaltsstoffe herauslöst. Die fertige Tinktur enthält dann die meisten alkohol- und wasserlöslichen Bestandeile der Pflanze.

Pflanzenauszüge, die ohne Alkohol hergestellt werden, werden zwar im Sprachgebrauch auch meist als Tinktur bezeichnet, was aber eigentlich nicht stimmt. Man zieht das Pflanzenmaterial dann in Essig, Glycerin, Sole, Honig/Zuckersirup oder Wein aus.

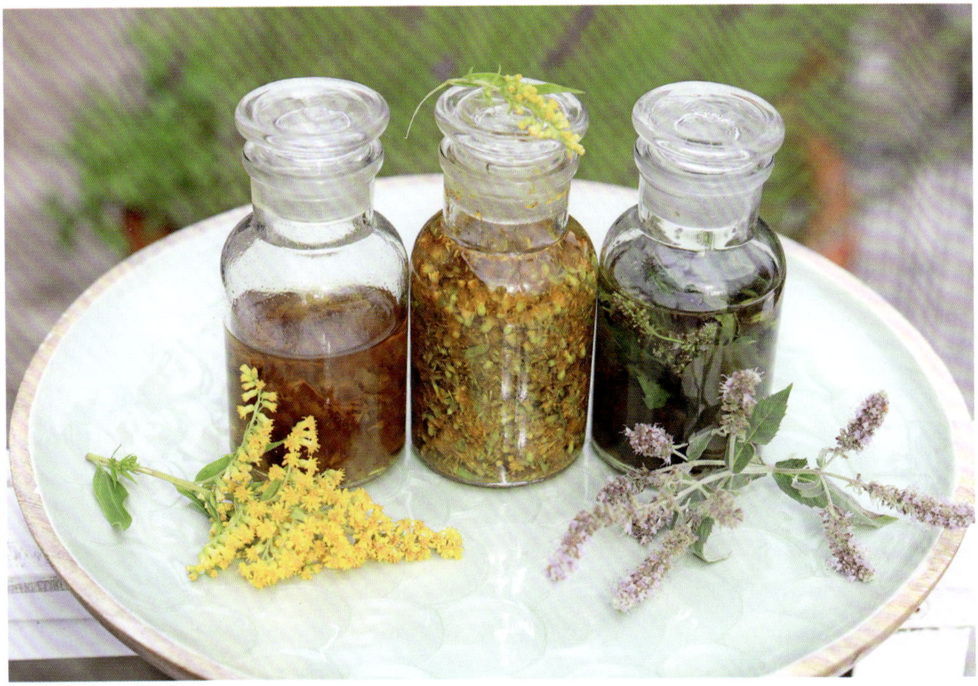

Rezept für eine klassische Tinktur

Die Herstellung ist einfach:
Man benötigt Pflanzen, Alkohol und Dunkelglasfläschchen.
Bei den frischen Pflanzenteilen sollen keine beschädigten, angefressenen, schimmligen oder braunen Stellen sein.
Auf 15–20 g frische Kräuter kommen ca. 95 ml Alkohol (zur Konzentration siehe weiter unten).
Von getrockneten Kräutern dagegen nimmt man nur 7–10 g auf die gleiche Menge Alkohol.
Das Pflanzenmaterial wird zerkleinert und in Alkohol gegeben, danach verschlossen. Es wird nun über einen Zeitraum von 1 Woche bis zu 6 Wochen (über die Dauer streiten sich die Fachleute oft) darin liegen gelassen und täglich 1–2-mal fest geschüttelt (wichtig!).
Wir empfehlen für Blüten 1–2 Wochen, Blätter 2–6 Wochen, Harze bis sie gelöst sind, Rinden und Wurzeln 6–8 Wochen.
Man wählt dafür einen lichtgeschützten (zur Schonung von Zersetzungsprozessen z. B. von Chlorophyll) und zimmerwarmen Platz unter 30 °C.
Danach hat sich der Alkohol verfärbt und die meisten Wirkstoffe aus den Pflanzen gelöst. Nun wird die Flüssigkeit durchgesiebt (durch ein Tuch und am besten anschließend nochmal durch einen Papier-Kaffeefilter). Im Alkohol verbleibende Pflanzenteile sind ungünstig, daher bitte auf gründliches Filtern achten! Die klare Flüssigkeit wird dann in lichtundurchlässige Fläschchen aus Glas (niemals Metall!) abgefüllt und das Ganze sofort beschriftet mit Inhalt, Alkoholgehalt und MHD oder Herstelldatum.
Es eignen sich besonders gut Tropffläschchen oder welche mit Pipette, da man die Tinkturen nur tropfenweise einnimmt.
Bitte unbedingt jetzt beschriften mit Inhalt, Alkoholkonzentration und Datum!
Tinkturen sind mindestens 1 Jahr haltbar, danach werden sie zwar nicht schlecht, unterliegen aber auch Abbauprozessen und sind dann weniger heilkräftig. Da es jedes Jahr neues Material gibt, das man verarbeiten kann, ist eine längere Lagerung auch nicht mehr sinnvoll, zumindest für die Einnahme nicht.
Dieses Kaltverfahren nennt man Mazeration, wobei Tinkturen auch durch ein sogenanntes Perkolationsverfahren hergestellt werden. Doch dazu benötigt man einen Perkolator, was zumindest Anfänger lieber den Apotheken und den Herstellern überlassen sollten.
Für den Hausgebrauch ist die Mazeration besonders gut geeignet, da einfach.
Am besten verwendet man ein Ansatzge-

fäß, in dem das Material auch gut geschüttelt werden kann, also noch Platz dafür hat, was man am besten sogar zweimal täglich, mindestens aber einmal machen sollte.
So wird das Pflanzengut vom Alkohol-Wasser-Gemisch gut umspült und die Wirkstoffe lösen sich optimal.
Eine Tinktur aus nur einer einzigen Pflanzenart wird als Tinctura simplex (einfache Tinktur) bezeichnet.
Werden mehrere Heilpflanzen gleichzeitig ausgezogen, als Tinctura composita (zusammengesetzte Tinktur).

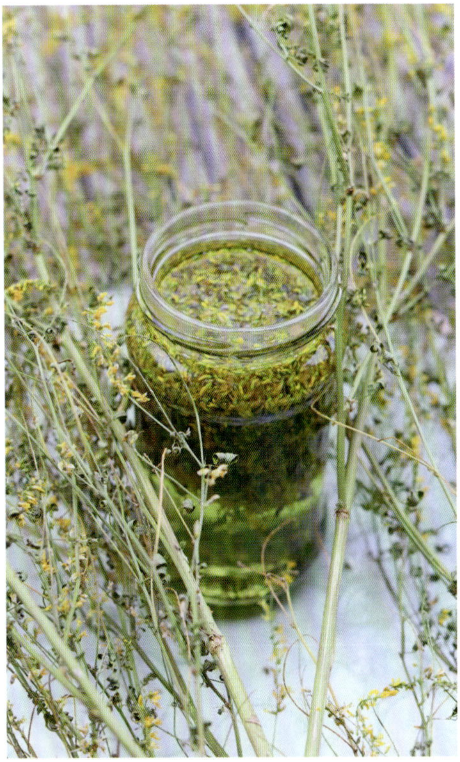

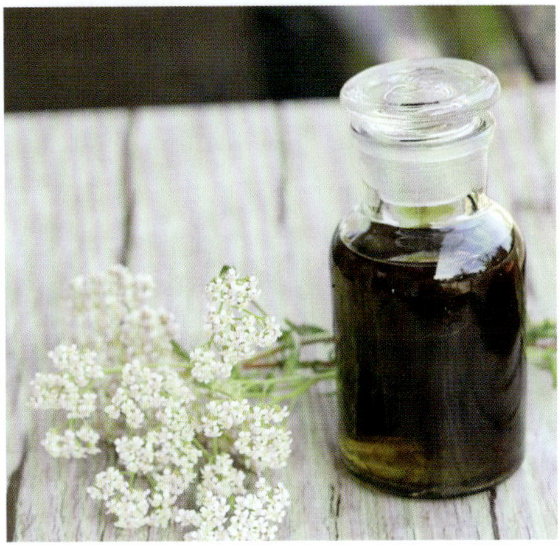

Turboextraktionsverfahren

Mit diesem Schnellverfahren kann man Tinkturen herstellen, die dringend benötigt werden.
Zerkleinerte (frische oder getrocknete) Pflanzen mit Weingeist (am besten hier 70 Vol.-% wählen) mit einem kräftigen Mixer (oder Stabmixer) 5–15 Minuten lang ständig verwirbeln (funktioniert z. B. gut im Thermomix®).
Man verwendet 1 Teil Weingeist auf 5 Teile getrocknete oder 8–10 Teile frische Kräuter.
Sind Saponine enthalten, kann sich Schaum bilden, was aber nichts macht.
Dabei soll die Flüssigkeit nicht über etwa 35 °C erwärmt werden (evtl. in ein kaltes Wasserbad stellen oder in Intervallen mixen).

Danach wenn möglich, 24 Stunden lang stehen lassen, so setzen sich die Schwebstoffe am Boden ab.
Anschließend die Flüssigkeit filtern, bis sie klar ist (im Labor oder Apotheken durch eine Glasnutsche, daheim erst durch ein Tuch, dann einen Kaffeefilter). Das erfordert in der Regel mehrere Durchgänge und dauert. Anschließend wie gewohnt in dunkle Glasfläschchen abfüllen und beschriften.

Welcher Alkohol eignet sich als Auszugsmittel

Für die Mazeration ist ein Volumengehalt von mindestens 38 Vol.-% (siehe unten) nötig. Doch auch ein Teil Wasser (welches in Alkoholgemischen wie Wodka und Co. bereits enthalten ist) wird benötigt. Dieser extrahiert auch wasserlösliche Bestandteile und die Zellwände quellen auf. So gelangt der Alkohol besser in das Zellinnere und kann die Wirkstoffe lösen. Nach dem DAB (Deutsches Arzneibuch) hergestellte Tinkturen werden fast immer mit 70 Vol.-% Weingeist hergestellt.
Für zarte Blüten genügen 35, für Blätter 38–55 Vol.-%. Für die meisten Kräuterextrakte kann also üblicher Trinkalkohol wie Wodka oder Korn ab 38 Vol.-% verwendet werden, auch alte Reste lassen sich so aufbrauchen.

Wurzeln und Rinden sind härter, sie benötigen mind. 55–70 Vol.-%, dann eignet sich am besten unvergällter Weingeist (Apotheke oder Internet) oder ein sog. Ansatzschnaps (80 Vol.-%). Für Harze (Weihrauch, Fichtenharz, Propolis etc.) werden sogar 70–95 Vol.-% benötigt, also ebenfalls den Alkohol wählen aus Ansatzschnaps, Weingeist oder entsprechendem Wodka bzw. Trinkalkohol.

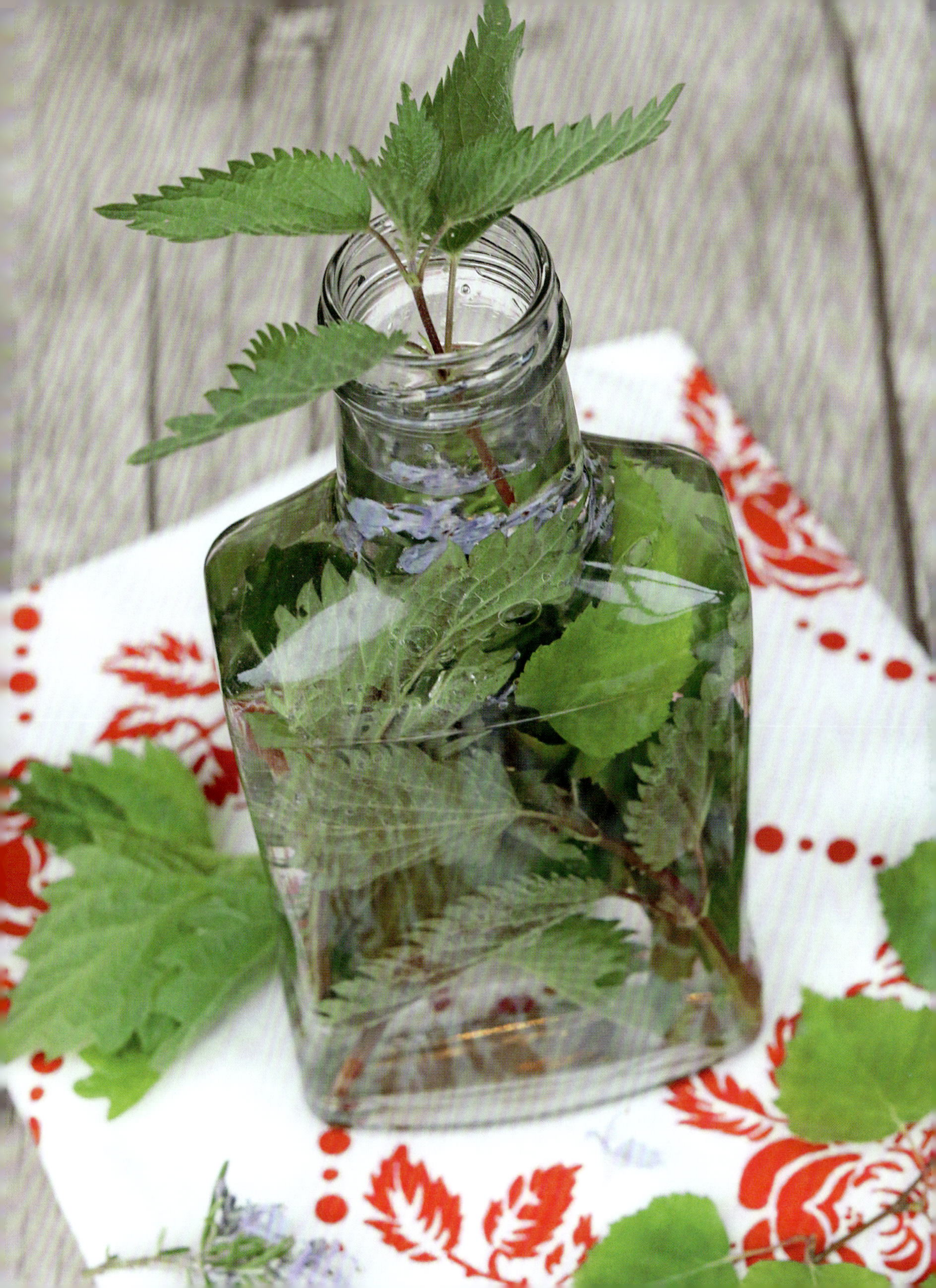

Vor- und Nachteile der Verwendung von alkoholischen Auszügen:

Vorteile:

- Alkohol löst besonders viele Wirkstoffe aus der Pflanze, besonders lipophile (also fettlösliche) Inhaltsstoffe wie viele Flavonoide, Carotinoide; Alkaloide, Glycoside, Saponine, manche Bitterstoffe.
- Auch ätherische Öle sind alkohollöslich.
- Alkohol konserviert, eine Tinktur braucht also nicht zusätzlich konserviert werden.
- Mit Tinkturen lassen sich gute Heilcremes rühren, bei ausreichendem Anteil davon können diese sogar einen sonst für die Wasserphase benötigten Konservierer ersetzen (ein Emulgator ist aber nötig).
- Verdünnt werden sie meist in Wasser oder lauwarmem Tee tropfenweise (zwischen 10 und 50 Tr. am Tag) eingenommen.
- Äußerlich eignen sich Tinkturen gut zur Anwendung (verdünnt) als Waschung, Kompresse oder (pur) zur Wundreinigung und -desinfektion.
- Tinkturen lassen sich einfach herstellen, sowohl aus frischen Pflanzen (Frischpflanzenmazerat), als auch aus getrockneten.
- Tinkturen sind wirksamer als Kräutertees, weil Alkohol mehr Wirkstoffe herauszieht (und auch mehr Zeit dafür hat, Tee zieht ja nur einige Minuten lang).
- Tinkturen sind gut anzuwenden und benötigen im Reisegepäck wenig Platz.
- Tinkturen sind lange und unkompliziert haltbar.

Nachteil:

- Für alkoholempfindliche Personen, Epileptiker, Schwangere, Kinder und auch Haustiere sind alkoholische Auszüge nicht geeignet!

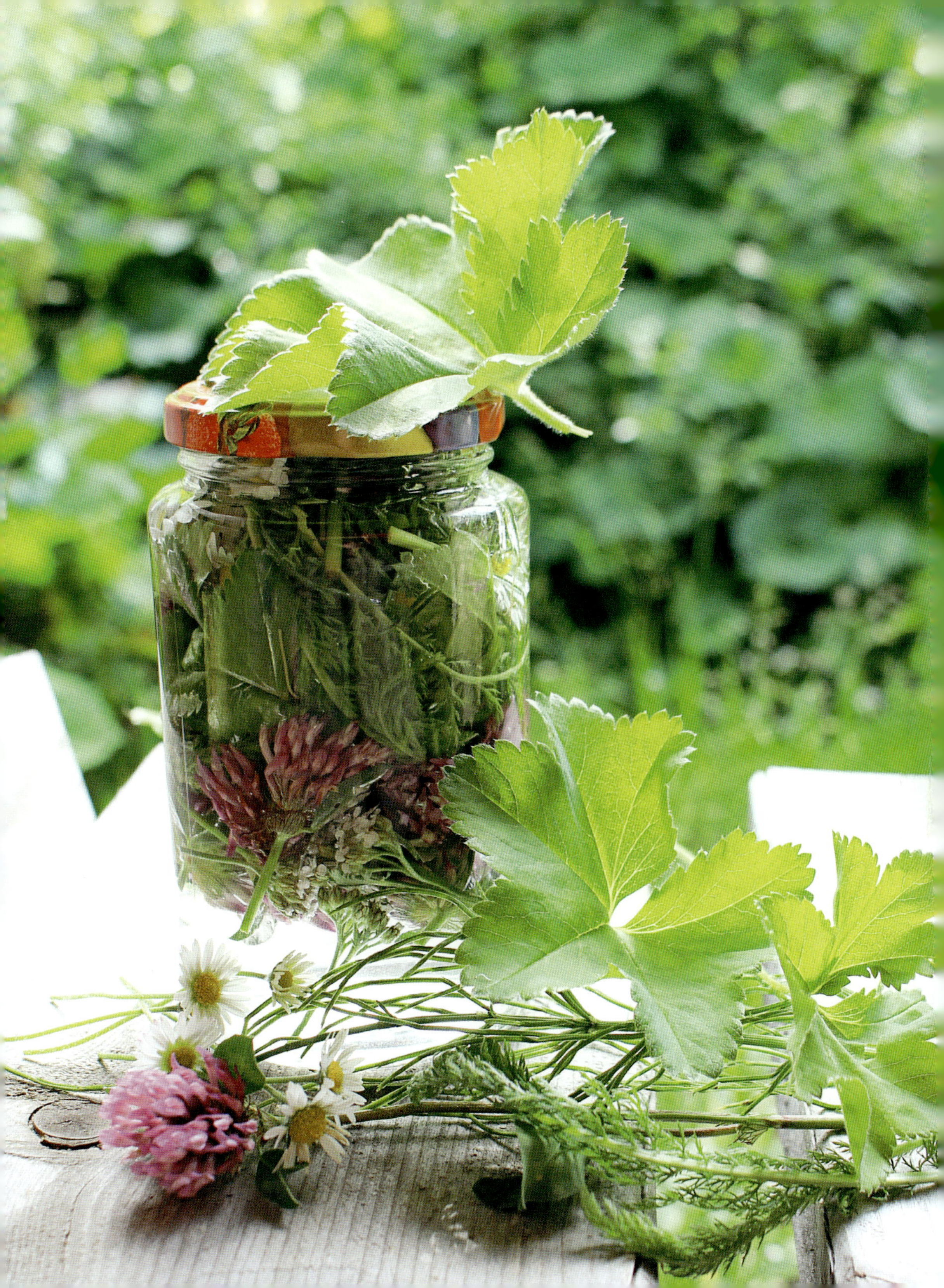

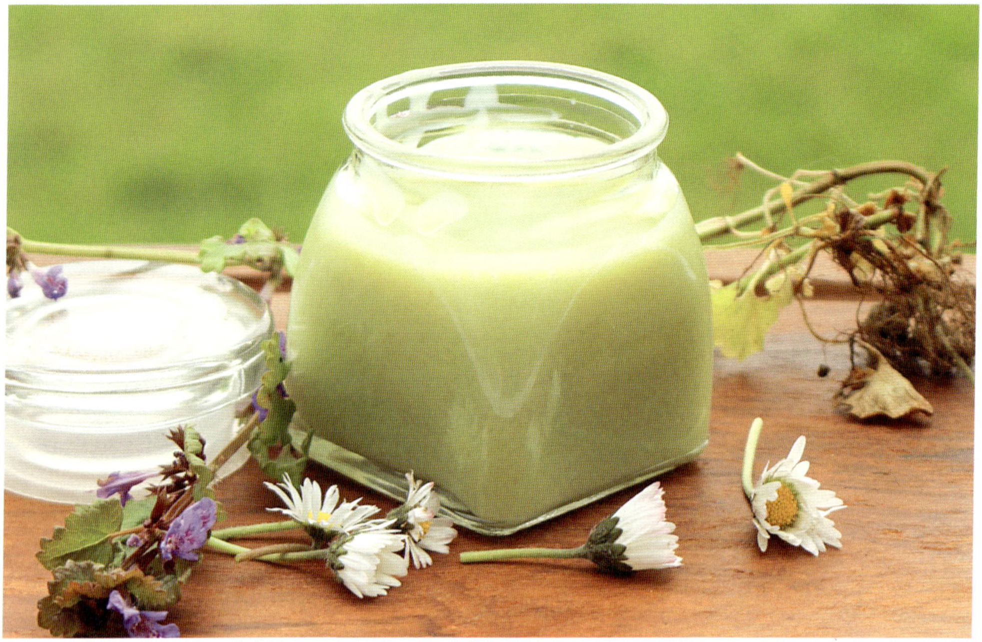

Heilsalbe - Grundrezept

Salben bestehen aus Fett oder Öl und einem Konsistenzgeber, der sie fest und streichfähig macht. Dieser Konsistenzgeber kann klassischerweise Bienenwachs sein oder eine vegane Alternative wie Beerenwachs (weitere Alternativen siehe Seite 35).
Arbeitet man mit Bienenwachs, so kann man immer mit 10 % Einsatzmenge rechnen. Auf 90–100 ml Ölauszug kommen also 10 g Bienenwachs. Auf Seite 35 haben wir eine Umrechnungstabelle für die alternativen Wachse aufgeführt.
Die dabei entstehende Konsistenz hängt aber auch vom genutzten Öl ab. Nutzt man zum Beispiel Kokosöl als Ölauszug, sind 10 g Bienenwachs zu viel und die Salbe würde zu fest. Ganz ohne Bienenwachs wäre der Schmelzpunkt sehr niedrig, so dass die Salbe bei höheren Temperaturen im Sommer flüssig wäre. Also macht auch bei einem Ölauszug mit Kokosöl die Zu-

gabe von Bienenwachs grundsätzlich Sinn. Hier reichen allerdings 3 bis 5 % Einsatzmenge. Idealerweise berücksichtigt man bei der Herstellung von kleineren Mengen zur Sofortverwendung die Temperaturen der jeweiligen Jahreszeit, im Sommer ist es nun einmal wärmer als im Winter (zumindest hier in Europa) und die Salben schmelzen daher auch schneller bzw. sind weicher als bei kühler Witterung.

Egal mit welchem Konsistenzgeber gearbeitet wird, die Vorgehensweise ist immer dieselbe: Im Wasserbad (oder Salbenöfchen – siehe Foto) den Konsistenzgeber behutsam schmelzen und den Ölauszug langsam und unter Rühren dazu geben. So lange erwärmen und rühren, bis eine klare Flüssigkeit vorhanden ist.

Diese dann in desinfizierte, trockene Tiegel abfüllen und vollständig erkalten lassen, erst dann verschließen und beschriften. Beim Beschriften unbedingt auch an das Haltbarkeitsdatum denken. Hierbei wird wieder das MHD des verwendeten Basisöls als Grundlage genommen.

Salben mit 10 % Bienenwachs sind dem ein oder anderen gerne mal zu fest. Hier kann nach Belieben das Bienenwachs reduziert und durch einen anderen Konsistenzgeber wie zum Beispiel Lanolin oder Kakaobutter (weitere Alternativen siehe Seite 35) ersetzt werden. Es empfiehlt sich – gerade am Anfang – immer die sogenannte **Tellerprobe** zu machen: Man lässt dabei einen Tropfen der Salbenflüssigkeit auf einen kalten Teller tropfen. Dieser Tropfen wird recht schnell fest und man kann die Konsistenz prüfen. Dann weiß man schon im Vorfeld, ob die Konsistenz einem gefällt und man kann im Zweifel noch nachbessern. Ist die Salbe zu hart, gibt man noch etwas Ölauszug bei. Ist die Salbe zu flüssig, schmilzt man noch etwas vom Konsistenzgeber dazu.

Auch der Aufbewahrungsort, an dem die Salbe gelagert wird, hat Einfluss auf deren Konsistenz, im kühlen Vorratskeller oder sogar Kühlschrank gelagerte Salben sind natürlich relativ fest, halten sich aber auch besser. Man kann sie dann etwa 30 Minuten vor der Verwendung herausnehmen, dann werden sie auch schön weich und streichfähig. Grundsätzlich lassen sich auch Salben einfrieren, doch die Haltbarkeit beträgt, abhängig vom MHD des verwendeten Öles, bis zu 1 Jahr und ist daher sowieso schon recht lange. Länger sollte man Salben nicht mehr verwenden, die Wirkstoffe lassen dann auch in ihrer Wirksamkeit nach.

Je nach Salbe kann auch die Beigabe von ätherischen Ölen sinnvoll sein. Hierbei bitte stets an die Angaben zur Einsatzkonzentration des Herstellers halten. Es

ist auch absolut wichtig, ausschließlich 100 % naturreine ätherische Öle – möglichst in Bio- oder Demeterqualität – zu verwenden. Duftöle oder Parfümöle sind synthetisch hergestellt und für Heilsalben absolut ungeeignet. Die Herstellerangaben sollten also lauten: 100 % naturrein, und die Öle sollten sortenrein und naturbelassen sein.
Wichtig ist bei der Verwendung ätherischer Öle in Salben, darauf zu achten, dass diese nicht der Beduftung der Salbe dienen, sondern hoch konzentrierte Wirkstofföle sind, die mit den Inhaltsstoffen des verwendeten Ölauszuges nicht kollidieren. Es macht beispielsweise in einer wärmenden Salbe aus Chiliöl keinen Sinn, ein kühlendes ätherisches Öl wie Pfefferminzöl zu nutzen. Viel sinnvoller ist zum Beispiel der Einsatz von ätherischem Kamillenöl in einer Heilsalbe. Es ist also immer wichtig, das verwendete ätherische Öl, seine Hauptwirkstoffe und seine heilenden Fähigkeiten zu kennen, bevor man es in Salben verwendet.
Es ist auch möglich, mehrere Ölauszüge zu einer Salbe zu kombinieren oder einen fertigen Ölauszug, um eine weitere Komponente, wie zum Beispiel Pech (Harz von Nadelbäumen) oder Weihrauch (ebenfalls ein Harz) zu erweitern. Hierbei wird der fertige Ölauszug sanft immer wieder erwärmt, gerührt und abgekühlt, bis sich das Harz darin aufgelöst hat. Auf 100 ml Ölauszug gibt man in der Regel ca. 40 g Harz. Danach wie oben das Wachs zugeben und weiter verfahren wie oben beschrieben.
Ätherische Öle sind hitzeempfindlich und leicht flüchtig. Sie kommen erst ganz zum Schluss in das flüssige Salbenöl, wenn es auf unter 40 °C abgekühlt ist.

Pflanzliche Alternativen zu Bienenwachs	% vom Bienenwachsanteil
Beerenwachs	125
Candelillawachs	90
Carnaubawachs	60
Sonnenblumenwachs	55

Weitere mögliche Konsistenzgeber gemeinsam mit Wachs:
Kakaobutter
Sheabutter
(Mangobutter, Cupuacubutter)
Lanolin (Wollwachs vom Schaf), anhydrat
Pflanzlicher Lanolinersatz (verschiedene Hersteller)

Diese Konsistenzgeber dienen zur zusätzlichen Pflege der Haut und machen die Salben noch angenehmer.

> **!** Verwendet werden dürfen grundsätzlich nur Zutaten, gegen die keine Allergie vorliegt!

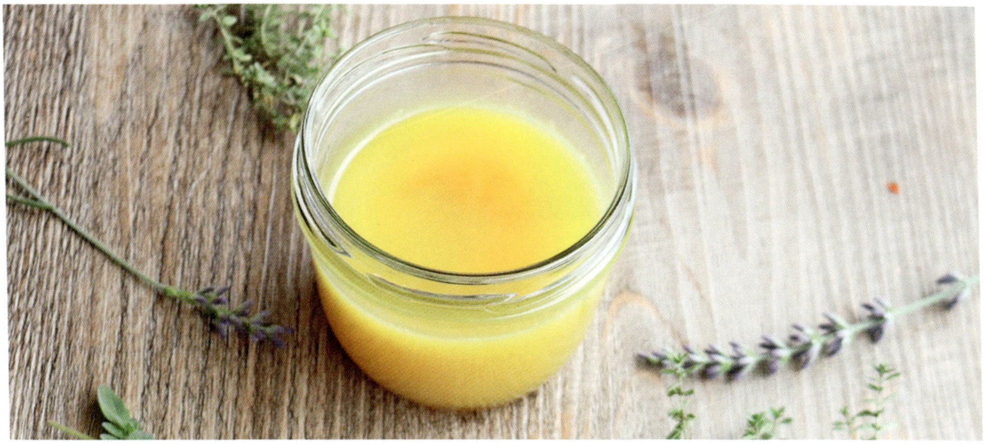

Grundrezept für eine klassische Heilsalbe mit Bienenwachs und Öl

10 g Bienenwachs

Nach Wunsch 5–10 g Lanolin (oder ein anderer Konsistenzgeber aus der Tabelle)

90–100 ml Ölauszug (auch gemischte Ölauszüge)

Alle Zutaten im warmen Wasserbad in einem Laborglas oder einem sauberen Schraubglas schonend bis zur Schmelze erwärmen, ab und an umrühren. Darauf achten, dass keinerlei Wasser in das Öl gerät!

Wenn alles geschmolzen und durchsichtig ist, in ein vorher desinfiziertes und trockenes Salbengefäß füllen und abkühlen lassen. Erst dann verschließen und beschriften, MHD dazuschreiben.

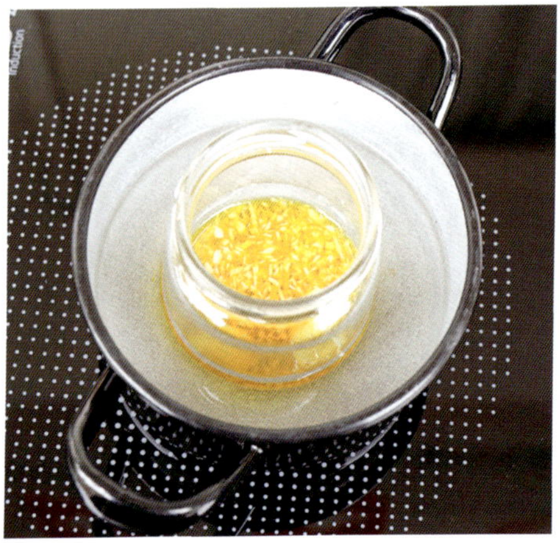

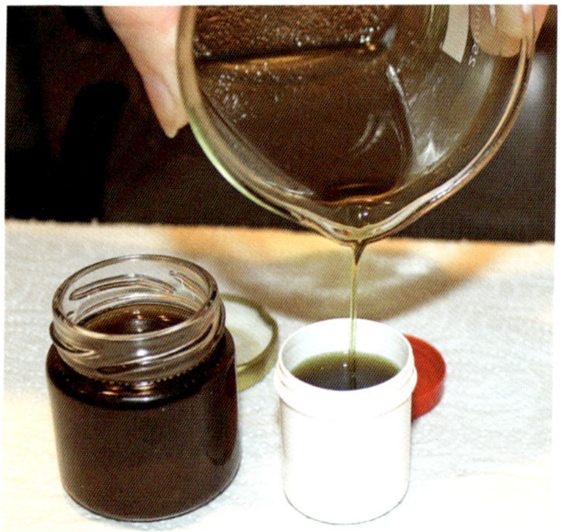

Traditionelle Salben aus Tierfett

Wer Salben zum Beispiel nach Hildegard von Bingen oder Maria Treben herstellen möchte, stößt zwangsläufig auf die Verwendung von tierischen Fetten als Auszugsmittel (anstelle von Pflanzenöl). Bei dieser Variante ist die Salbenherstellung im Prinzip dieselbe wie der Warmauszug mit unseren Pflanzenölen. Das Fett wird einige Stunden mit dem Pflanzengut erwärmt und danach gefiltert. Hier wird klassisch kein weiterer Konsistenzgeber beigefügt und die Salbe bleibt relativ weich. Hautpflegender werden auch diese Salben jedoch mit einem kleinen Anteil von Lanolin, das man gleich in dem Warmauszug zufügt.

Im Gegensatz zur Salbe aus Pflanzenöl müssen Tierfettheilsalben unbedingt im Kühlschrank oder einem etwa gleich kalten Vorratskeller aufbewahrt werden. Auch hier hilft ein kleiner Anteil Vitamin E zur Haltbarkeitsverlängerung.

Wer sie fest haben möchte, kann natürlich auch 3–5 % Bienenwachs schmelzen und zufügen.

Grundrezept für eine klassische Heilsalbe auf Schmalzbasis

100 g möglichst frisches, reines Tierfett (Schmalz) aus Biohaltung nach Wunsch (z. B. vom Schwein oder Strauß)

gut 1 Handvoll frische, kleingehackte Heilkräuter nach Wahl

oder etwas weniger getrocknete und zerkleinerte Kräuter

evtl. 10 g Lanolin, anhydrat

evtl. 1–2 g Vitamin E
für bessere Haltbarkeit

Fett und evtl. Lanolin in einer Kasserolle oder einem Salbenofen zum Schmelzen bringen, die Kräuter zufügen und 3 Stunden lang bei 40–60 °C ziehen lassen, öfter umrühren. Abkühlen lassen und am nächsten Tag nochmals einschmelzen, wieder 1 Stunde lang ausziehen. Warm durch einen Kaffeefilter laufen lassen. Frische Kräuter nicht ausquetschen, sonst gelangt Restfeuchtigkeit in das Fett und kann es verderben. Das Vitamin E einrühren und das Ganze in ein vorher desinfiziertes Salbengefäß füllen und abkühlen lassen. Erst dann verschließen und beschriften, MHD dazuschreiben.

Heilcreme - Grundrezept

Wenn zusätzlich zu einem Ölauszug eine Tinktur verwendet werden soll, spricht man nicht-mehr von einer Salbe, sondern von einer Creme. Der Unterschied besteht vor allem darin, dass zusätzlich zu Fett bzw. Öl und Konsistenzgeber (wie bei der Salbe) noch eine Wasserphase in Form von Tinktur oder Hydrolat mittels eines Emulgators beigefügt wird.

Fettphase:

50 ml Ölauszug

25 g Lanolin anhydrat (Emulgator)

3 g Bienenwachs (Konsistenzgeber)

3 g Sheabutter oder Kakaobutter (Konsistenzgeber)

Wasserphase:

50 ml Tinktur (mind. 38 Vol.-%)

oder Hydrolat, (oder beides vermischt)

Optional: Ätherische Öle

(Einsatzkonzentrationsempfehlung des Herstellers beachten)

Konservierer (entfällt bei der alleinigen Nutzung von hochprozentiger Tinktur als Wasserphase)

Anleitung:

Die vorgesehenen Salben- bzw. Cremedosen mit hochprozentigem Alkohol desinfizieren und trocknen lassen. Wasserphase in ein Glas geben, Fettphase in ein zweites Glas geben und beide Phasen im gleichen Wasserbad erwärmen. So erreicht man am einfachsten, dass beide Phasen etwa die gleiche Temperatur haben. Das Wasserbad keinesfalls zu heiß

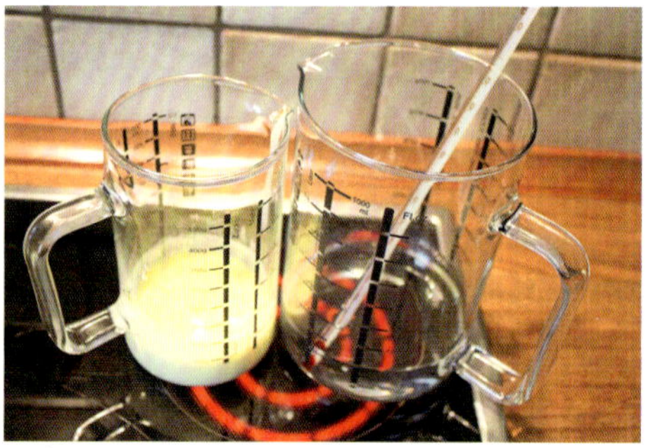

machen, es sollen sich nur die Zutaten auflösen. Wie immer erwärmen und schmelzen wir so schonend wie möglich. Hat sich die Fettphase vollständig verflüssigt, beide Gläser aus dem Wasserbad nehmen. Nun unter ständigem kräftigem Rühren (Glasstab oder Löffel) die Wasserphase ganz langsam und vorsichtig in die Fettphase geben. Und wieder rühren, rühren, rühren, bis die Masse auf Handwärme (unter 40 °C) abgekühlt ist.
Jetzt kommen evtl. ätherische Öle und Konservierung dazu und werden ebenfalls gut eingerührt.
Ist die Creme vollständig abgekühlt und geschmeidig, in desinfizierte Tiegel abfüllen, gut beschriften (Haltbarkeitsdatum nicht vergessen) und luftdicht verschließen.
Gerade bei Creme ist hygienisches Arbeiten und auch hygienisches Entnehmen der Creme aus dem Tiegel (am besten immer mit frischem Spatel statt mit den Fingern) absolute Pflicht. Durch das enthaltene Wasser ist Creme besonders anfällig für Keime und Schimmel. Je hygienischer gearbeitet wird, desto besser und länger ist die Creme unbedenklich nutzbar.

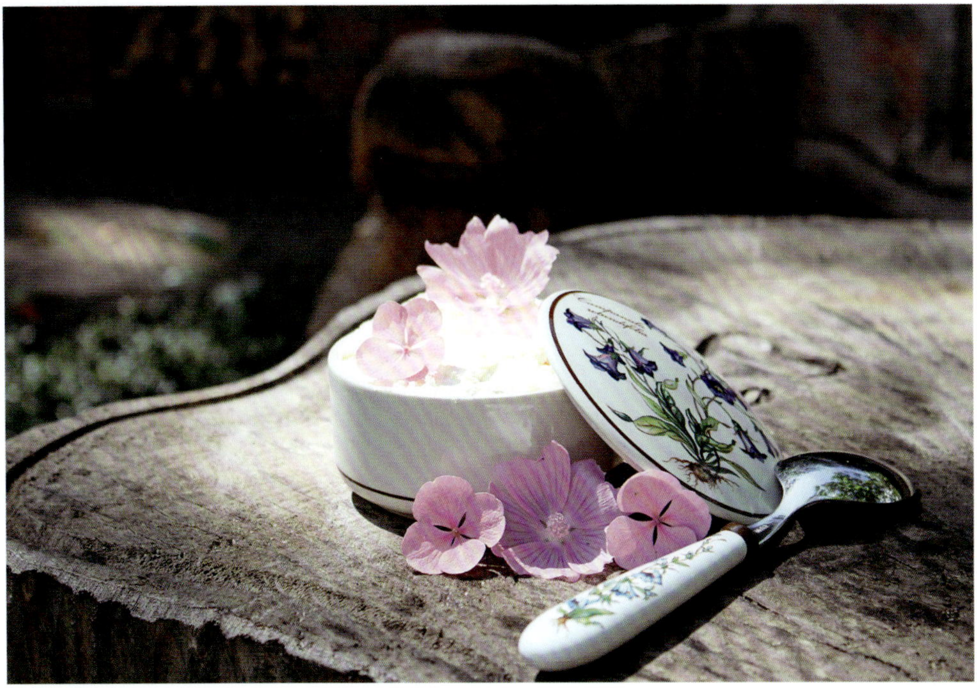

Vegane Creme

Wer auf Bienenwachs und Lanolin verzichten möchte, kann die Creme auch mit einem anderen Wachs (siehe Alternativen im Kapitel Salbenherstellung) und pflanzlichem Lanolin (erhältlich in der Apotheke und bei vielen Rohstoffhändlern) rühren. Die Vorgehensweise bleibt die gleiche wie oben beschrieben.

Konservierung

Ist bei einer Wasserphase dann nötig, wenn nicht nur ausschließlich Alkoholtinktur verwendet wird, also z. b. statt Tinktur Hydrolat oder destilliertes Wasser. Wir empfehlen zum Beispiel Biokons neo als Konservierer. Dieser ist besonders PH-unempfindlich, hautfreundlich und stabil und somit gerade für Anfänger gut geeignet.

Einsatzkonzentration von Biokons neo:
1 % für eine Haltbarkeit von 3 Monate
2 % für eine Haltbarkeit von 6 Monaten.
Bei alleinigem Einsatz von Tinktur ohne Konservierung ist eine Haltbarkeit von 3 Monaten gegeben.

!

Achtung:

Tee bzw. Kräuteraufguss wird öfters gerade im Internet empfohlen als Wasserphase. Doch durch die restlichen Schwebeteilchen, die sich nicht herausfiltern lassen, kann man sie nicht ausreichend konservieren und dadurch verdirbt der Aufguss. Die Creme verschimmelt oder verdirbt innerhalb weniger Tage durch Bakterienbefall. Also bitte Hände weg von Kräuteraufgüssen in Cremes! Durch den Einsatz von Ölauszug und Tinktur und/oder ätherische Öle gelangen wirklich genügend heilsame Pflanzenwirkstoffe in das Produkt.

Pflanzenprofile und Rezepte

Auf den folgenden Seiten stellen wir Euch anfängergeeignete Heilpflanzen vor, die oft schon bekannt und daher gut sammelbar sind oder aufgrund der Beschreibungen und Bilder erkannt werden können. Dennoch raten wir dringend zum Kauf eines guten Pflanzenführers.

Und wenn gerade mal nicht „Saison" ist kann man sich diese zumeist getrocknet als Kräutertee in Apotheken oder im Versandhandel bei guten Kräuterhändlern bestellen (Bezugsquellen siehe Seite 153). Bitte achtet aber auf kontrollierte Bioqualität oder Apothekenqualität.

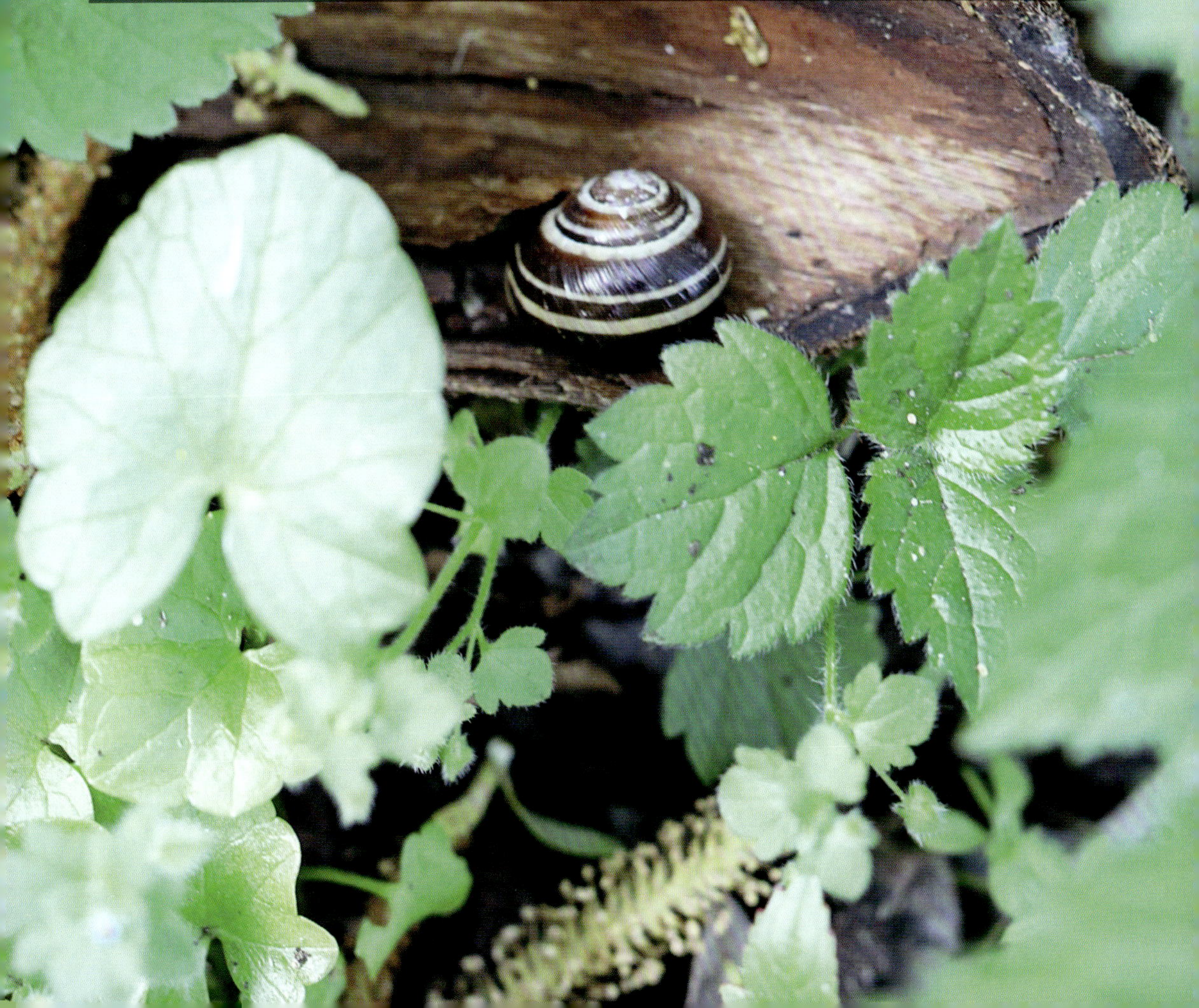

Basilikum

Ocimum basilikum

Volkstümliche Bezeichnungen

Basilienkraut, Braunsilge, Hirnkraut, Josefskräutlein, Königskraut, Krampfkräutel, Nelkenbasilie

Familie

Lippenblütler (Lamiaceae)

Beschreibung

Dieser grüne kleine einjährige Kräuterstock ist ein Lippenblütler, von dem es etwa 60 verschiedene Arten gibt, und dient uns in vielerlei Hinsicht:
Die schönen sattgrünen Basilikumblättchen würzen feine Speisen, geben Kräutersalz einen wunderbaren Kick, dem berühmten Pesto das Aroma und schenken uns auch noch ihre vielfältigen Heilwirkungen. Es lässt sich auf fast jeder Fensterbank ziehen, fast, denn die starke direkte Sonne mag es meist nicht. In den mediterranen Ursprungsländern zwar schon, aber dort gewöhnen sich die Pflanzen einfach anders daran und werden relativ groß und sehr kräftig, voller Aromen und ätherische Öle.

Leider finden auch die Schnecken es sehr lecker, darum wird es oft schwierig, bei Anpflanzung im Beet etwas davon zu erwischen. Wir empfehlen darum den Anbau im Hochbeet oder in Blumentöpfen im schattigen Freien. Oder eben indoor sowie auf dem Balkon. Frost verträgt das Basilikum nicht, es liebt die Wärme, wobei es auch mehrjährige Sorten gibt. Töpfe mit gekauften Basilikumpflanzen am besten umsetzen, die mitgelieferten Töpfe sind meist zu klein. Am besten mischt man Bio-Blumenerde mit gut 1/3 Sand. Mittlerweile ist Topfware in fast jedem Supermarkt fast ganzjährig zu bekommen, Bioware bevorzugen wir hier aber unbedingt.

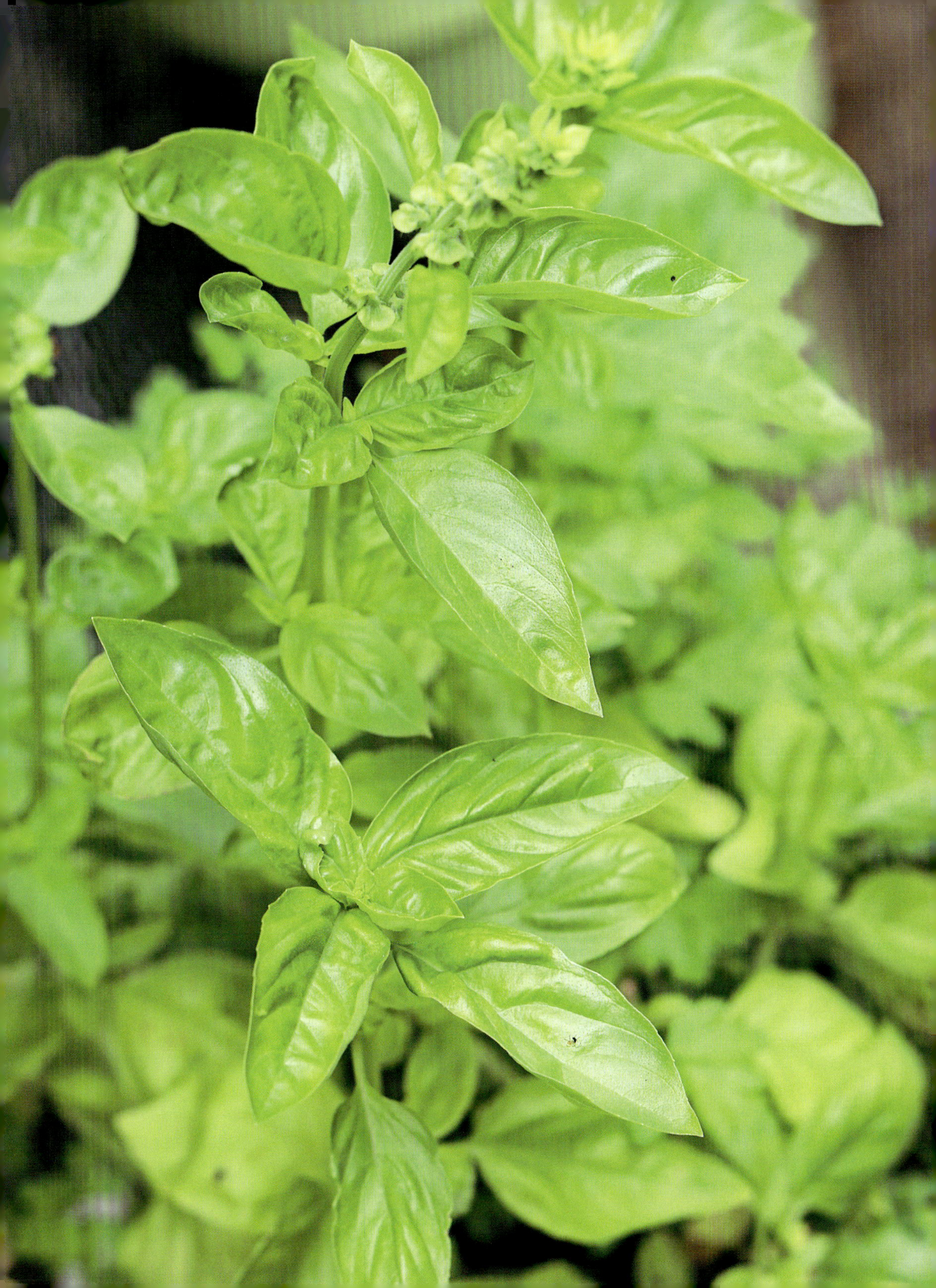

Verwendung

Getrocknet verliert es viel von seinem Aroma, daher am besten verarbeiten in Kräutersalz, kleingehackt einfrieren oder in Kräuteröl bzw. Kräuterpasten und Gemüsegrundstock (Gemüsepaste).
Zu Heilzwecken steht uns das Kraut zur Verfügung als Tee, der Aufguss zu Waschungen, in Tinktur und Salbe oder als ätherisches Öl.

Wirkungsweise innerlich

- antibakteriell
- antioxidativ
- beruhigend
- energiespendend
- hustenstillend
- konzentrationsfördernd
- nervenstärkend
- stressreduzierend
- verdauungsfördernd
- entkrampfend
- schweißtreibend
- brustkrebshemmende Wirkung wird derzeit erforscht

Wirkungsweise äußerlich

- entzündungshemmend
- heilungsfördernd
- juckreizstillend
- soll auch gegen Haarausfall helfen (sofern gesundheitliche Ursachen ausgeschlossen sind), schmerzstillend

Anwendungsbereiche

- Blähungen
- Blasenentzündung
- Darminfekte
- Fieber
- Gicht
- Insektenstiche
- Kopfschmerzen
- Magenkrämpfe
- Magenschwäche
- Menstruationsbeschwerden
- Migräne
- Schwindelanfälle
- Verdauungsbeschwerden
- Wechseljahrsbeschwerden

Verwendete Pflanzenteile

Blätter, teils Stängel, Triebspitzen, Blüten, Knospen

Erntezeit

Besonders im Sommer, am wirkstoffreichsten während der Blüte; die gesamte Pflanze kann geerntet werden, wenn der Haupttrieb blüht. Möglichst kurz vor Mittag ernten. Auf der Fensterbank ganzjährig erntefähig. Zwickt man die oberen Triebspitzen ab, wächst es üppiger nach, oder man schneidet den ganzen Stängel ab. Braune, unansehliche Blätter verwenden wir nicht und entfernen sie. Die Verfärbung kann auf einen Pilzbefall hinweisen. Die Pflanzen lassen sich gut teilen und einzeln in Töpfe umsetzen, so kann man lange Zeit gut ernten.

Inhaltsstoffe

Anethol, ätherisches Öl (Geraniol, Thymol, Cinel, Citral, Eugenol, Estragol, Linalool), Basilischer Kampfer, Enzyme, Farnesol, Flavonoide, Gerbstoffe, Menthol, Methylcavicol, Methyleugenol, Ocimen, Oleanolsäure, Saponine, Stigmasterol Ursolsäure, Vitamine, Zimtsäureester.

Varianten

Tulsikraut, ocimum sanctum, das Heilige oder Indische Basilikum, vor allem zur Senkung von Blutzuckerspiegel bei bestehender oder beginnender Diabetes (unter Rücksprache mit dem Arzt), Blutfettsenkung, Nervenstärkung und –ausgleich. Meist als Teekraut verwendet.
Thaibasilikum (thailändisches Basilikum), ocimum tenuiflorum, meist mit rötlichen Blättern, in der asiatischen Küche für Wokgerichte und gebratenes Fleisch verwendet, mit deutlich würzigem Geschmack und Geruch nach Gewürzen wie Nelken und Anis. Eine andere Sorte mit dicht behaarten Blättern hat einen deutlichen Zitronen-Limettengeschmack (ocimum citriodorum), man sollte es nicht erhitzen.

Hinweise/Warnungen

Wegen der Inhaltsstoffe Estragol und Methyleugenol wird Schwangeren oder stillenden Mütter empfohlen, ihren Basilikumkonsum einzuschränken. Diese sollen in Tierversuchen eine erbgutverändernde und krebsauslösende Wirkung gezeigt haben.

Basilien-Oregano Schmerz- und Wundsalbe

Bei schmerzenden Gliedern und Gelenken sowie zur Wundheilungsförderung kann man diese Salbe 1 bis 2-mal täglich auftragen. Bei offenen Wunden erst verwenden, wenn sie sich etwas geschlossen haben, dann auf die trockenen Wundränder oder geschlossenen Narben auftragen.

50 ml Basilikum-Ölauszug
(Herstellung s. Grundrezept Ölauszüge Seite 18)

40 ml Oregano-Ölauszug
(Herstellung s. Grundrezept Ölauszüge Seite 18)

3 Tr. Vitamin E (optional)

10 g Bienenwachs

10 g Sheabutter (alternativ Mangobutter oder Lanolin)

5 Tr. ätherisches Weihrauchöl

5 Tr. ätherisches Wintergrünöl

5 Tr. ätherisches Basilikumöl

Bienenwachs mit 2 EL vom Auszugsöl im Wasserbad unter Rühren zum Schmelzen bringen.
Sobald es geschmolzen ist, das restliche Öl nach und nach einrühren. Sollte das Ganze klumpen, stellt man es zurück ins Wasserbad, bis alles wieder flüssig ist. Aus dem Wasserbad nehmen und die Sheabutter (oder eine der Alternativen) darin schmelzen.
Anschließend, bei Handtemperatur dann die ätherischen Öle einrühren und eventuell das Vitamin E und die Salbe in desinfizierte Döschen abfüllen.
Ausgekühlt verschließen und etikettieren. Hält solange wie das verwendete Öl haltbar ist + 2 Monate wegen dem Vitamin E. Dunkel und nicht zu warm lagern.

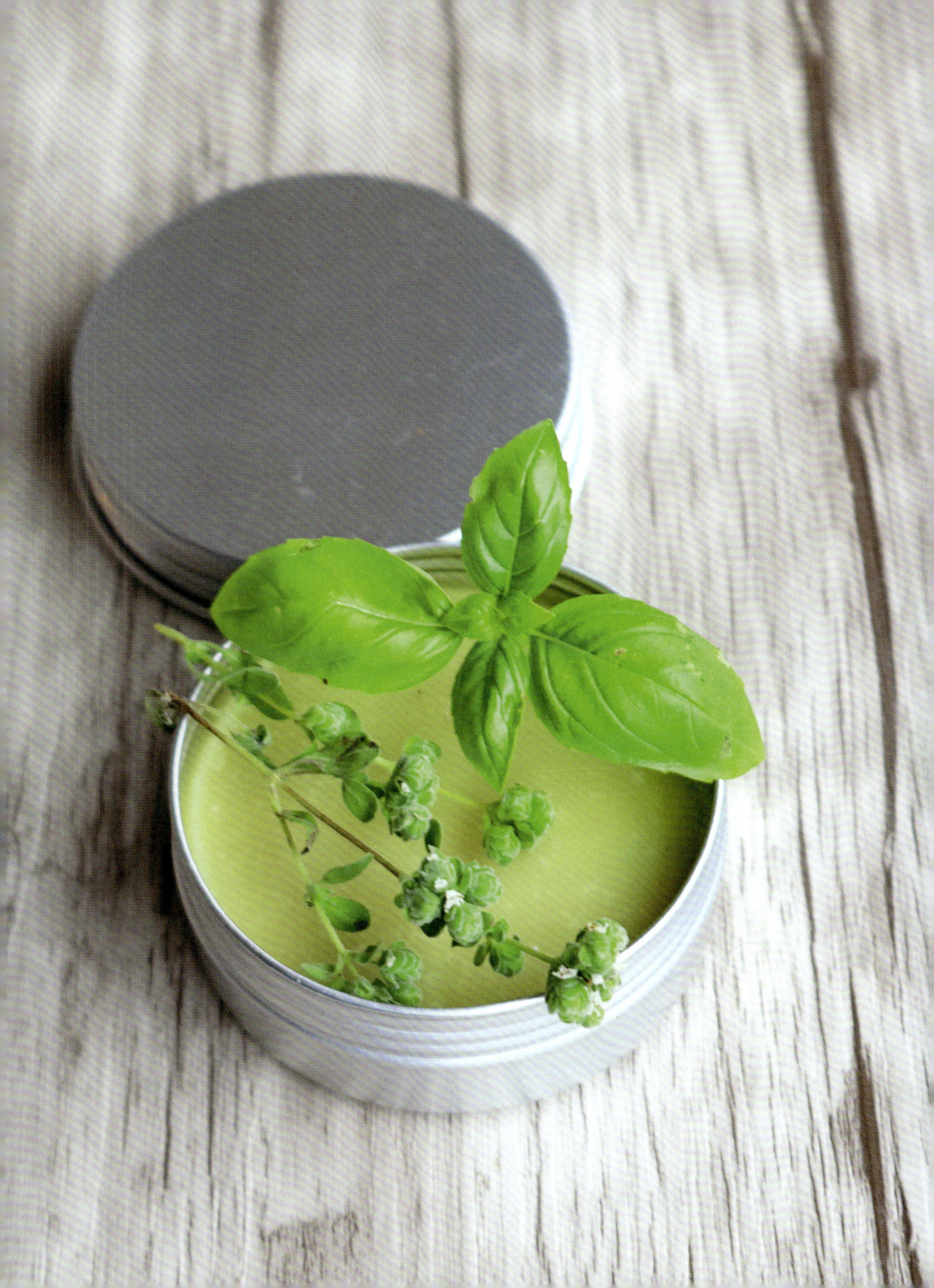

Brennnessel

Urtica diodica (Große Brennnessel) Urtica urens (Kleine Brennnessel)

Volkstümliche Bezeichnungen

Donnernessel, Große Nessel, Hanfnessel, Nettel, Saunessel

Familie

Brennnesselgewächse (Urticaceae)

Beschreibung

Die Brennnessel wächst meist wild oder als Unkraut im Garten und ist dort eher unbeliebt, doch sie kann soviel für uns Menschen tun. Sie lässt sich eher ungerne ansiedeln, außer, der zugeteilte Platz sagt ihr zu.

Nicht nur in der Heilkunde ist sie eines der wichtigsten Heilkräuter, sondern auch zur Bekämpfung von Krankheiten die unsere Pflanzen befallen. Außerdem ist sie ein wichtiger Dünger für andere Heilkräuter, Gemüse und Blumen. Dafür wird eine sogenannte Brennnesseljauche hergestellt, also die frische Pflanze etwas zerkleinert in Wasser angesetzt. Nach einer Woche, während der sie beginnt zu schäumen und zu gären, kann sie abgegossen und stark verdünnt 1:10 als Dünger eingesetzt werden. Oder aber man lässt sie noch weitere zwei Wochen stehen, wobei sie unseren Geruchssinn sehr strapaziert (genauer gesagt, sie stinkt extrem) und dann abgegossen, 1:5 verdünnt gegen Ungeziefer oder Pflanzenkrankheiten wie Pilzbefall gespritzt wird. Brennnesseljauche sollte man möglichst entfernt vom Nachbarn ziehen lassen.

Von der Brennnessel sammeln wir im zeitigen Frühjahr die ersten ganz jungen Baby-Triebspitzen für den Ansatz als Gemmomazerat, etwas später die jungen Blätter für einen entschlackenden Tee, z.B. gerne gemischt mit anderen jungen Kräutern wie Gänseblümchen, Gundermann, Löwenzahn und Giersch. Jetzt ist auch die richtige Zeit für einen Frischpflanzenpresssaft aus der Brennnessel oder eine leckere Brennnesselsuppe mit Kartoffeln und Sahne.

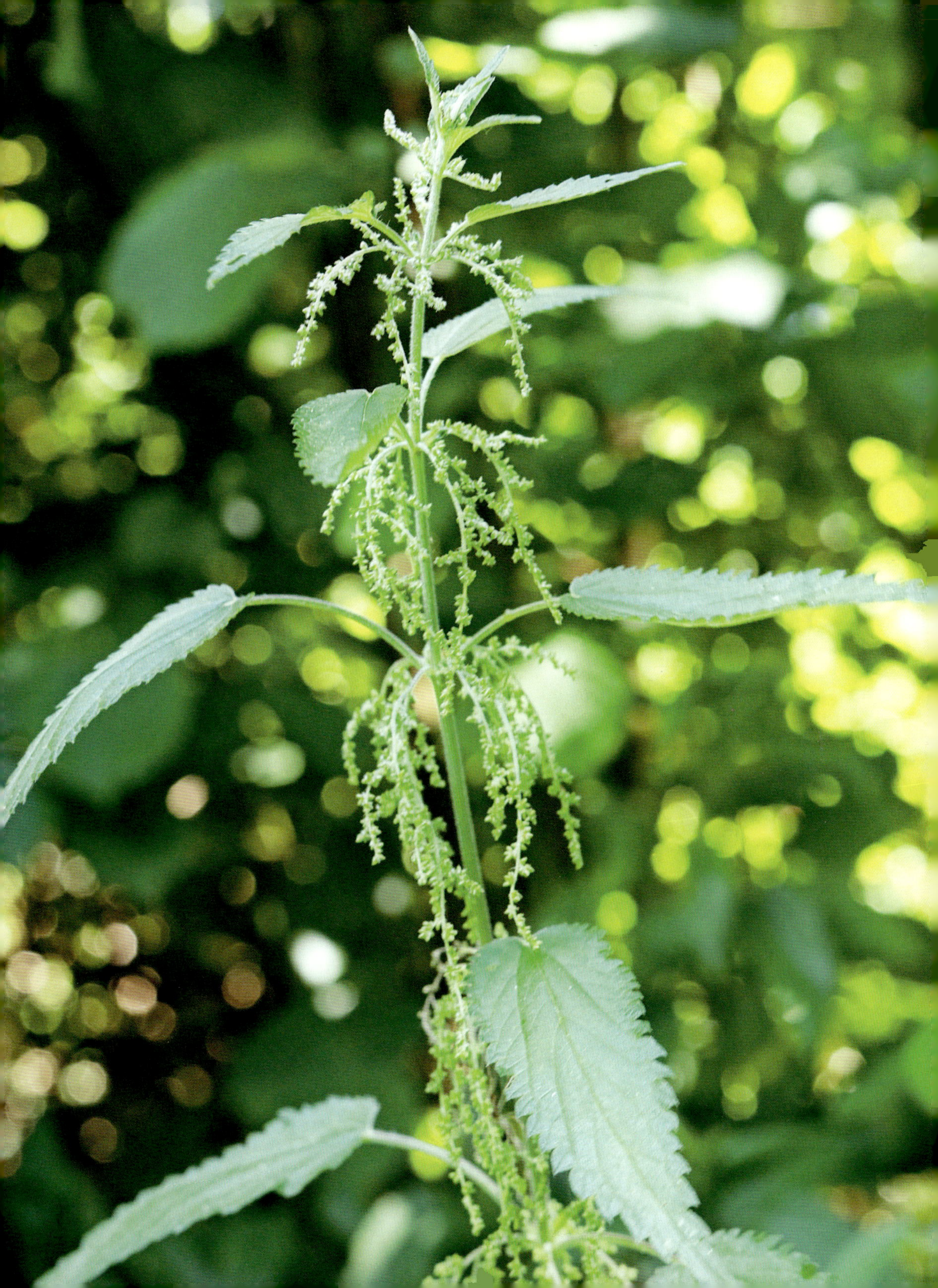

Gegen Ende des Sommers bildet die Brennnessel Samen aus, die wir ebenfalls sehr gut brauchen können, da sie extrem gesund sind. Sie können jederzeit mit dem hochgelobten Powerfood Chiasamen mithalten und sind sogar regional und kostenlos in Wald und Wiese erhältlich. Aufpassen muss man dabei, denn sie wachsen nur an den weiblichen Brennnesseln. Diese unterscheiden sich von den männlichen dadurch, dass die Samen büschelweise herunterhängen, während die an den männlichen eigentlich Blüten sind und eher spärlich abstehen.
Diese Samen ernten wir nun natürlich wieder mit Handschuhen, denn wie wir wissen, hat die Brennnessel ihre wehrhaften Brennhaare, die uns zwar normalerweise nicht gefährlich werden, aber doch längere Zeit sehr unangenehm bei Berührung sind. Nur an trockenen Tagen sammeln.
Anschließend werden die Samen getrocknet und können entweder ganz oder gemörsert über Müsli, Joghurt oder Suppe gestreut werden. Brennnesselsamen sind besonders für die Prostata gesund aber auch wir Frauen profitieren von ihren kraftspendenden Eigenschaften. Wir persönlich rösten sie nur ungern, wie es oft empfohlen wird, sie schmecken sicherlich dann noch besser, jedoch geht dies auf Kosten der Wirkstoffe, was wir als kontraproduktiv ansehen.

Verwendung

Als Tee, Tinktur, Presssaft, Kaltauszug der frischen Triebe, das getrocknete Kraut als Pulver. Brennnessel-Spiritus zur äußerlichen Einreibung zur Durchblutungsförderung und Reiztherapie für das Nervensystem. Samen wie in der Beschreibung angegeben.
Tagesdosis: maximal 8–12 g der getrockneten Droge.
Bei Rheuma beträgt die tägliche Dosis 4–6 g und wird sehr gut vertragen, daher auch zur Langzeitanwendung geeignet, ebenfalls mit ärztlicher Rücksprache.
Laut Studien ist die Brennnessel sehr gut geeignet in der Rheumatherapie. Sie soll Schmerzen reduzieren und die Beweglichkeit verbessern. Dafür kann die Brennnessel als Einzelkraut verwendet werden oder als Begleittherapie zu NSAR. Zusätzlich wird die Brennnessel gerne gegen Arthrose verwendet, wobei ihre entzündungshemmenden Eigenschaften wissenschaftlich belegt sind. Sie hemmen die Produktion der sogenannten Zytokine, die für die Entzündung verantwortlich sein sollen.

Als Tee wird 1 Teelöffel des getrockneten Krautes mit kochendem Wasser übergossen und fünf bis zehn Minuten lang ziehen gelassen, abseihen. Davon drei bis vier Tassen am Tag trinken. Für die Behandlung von entzündlichem Rheuma besonders wirksam sollen sowohl der Frischpflanzenpresssaft als auch ein Brennnesselmus, das Zytokin hemmend wirkt und Rheumaerscheinungen wie Überwärmung, Schwellungen, Rötungen und Schmerzen deutlich lindernd sein. Damit wird auch die Schmerzmitteleinnahme reduziert.

Die Brennnessel fördert die Entgiftung über die Niere. Diese wird angeregt und Giftstoffe, die im Blut gelöst vorliegen, können dann entsorgt werden. Dabei ist gleichzeitig wichtig, dass auch der Darm angeregt wird und keine Verstopfung entsteht.

In der Wildpflanzenküche kocht man aus den jungen Brennnesselblättern gerne eine cremige Kräutersuppe, Pesto oder Gerichte wie Brennnesselwraps oder –quiche.

Im Garten als Brennnesseljauche als Dünger oder zur Ungezieferbekämpfung (siehe Beschreibung)

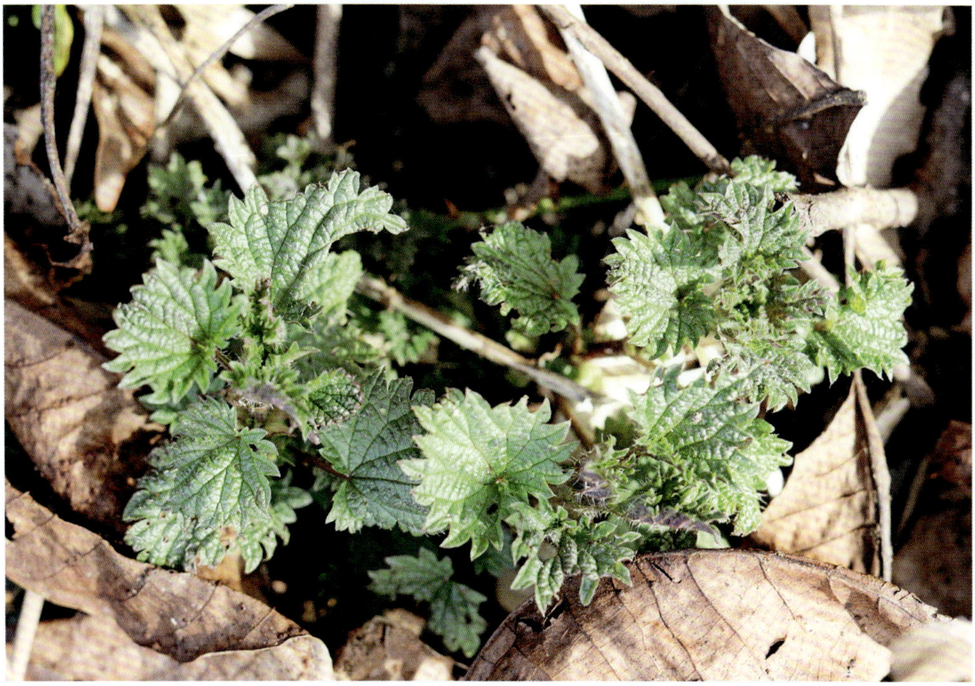

Wirkungsweise innerlich

- appetitanregend
- anregend auf Nieren und Leber
- blutreinigend
- durchspülend
- entgiftend
- entsäuernd
- entzündungshemmend
- harntreibend
- stoffwechselanregend
- verdauungsanregend

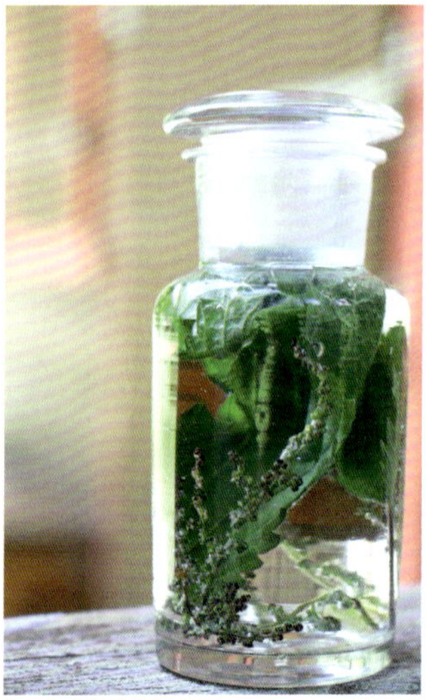

Wirkungsweise äußerlich

- blutstillend
- durchblutungssteigernd
- haarwuchsfördernd
- muskelentspannend
- nervenreizend

Anwendungsbereiche

- Arthrose
- Blasenentzündung, -reizung
- Diabetes (begleitend)
- Diäten (zur Ausschwemmung)
- Erschöpfungszustände (v. a. die Samen)
- Gicht
- Harnwegsinfekte (in Kombination)
- Harnstau (Wurzel)
- Nächtlicher Harndrang (Wurzel)
- Magenschwäche
- Nierenschwäche (in Absprache)
- Prostatabeschwerden (Wurzel) (siehe auch Hinweis unter Inhaltsstoffe)
- Rheuma
- Schuppen
- Verstopfung
- Wasserlassen, schmerzhaftes (Wurzel)

Anmerkung:

! Zur Durchspülungstherapie muss viel Flüssigkeit in Form von Wasser oder Tee zu sich genommen werden, damit sie wirkt. In Studien wird die Wirkung auf das Zellwachstum von Prostatakarzinomen derzeit getestet.

Inhaltsstoffe

Acetylcholin, Caffeoylchinasäure, Chlorophyll, Mineralstoffe (bis zu 20 %), ungesättigte Fettsäuren, biogene Amine z. B. Serotonin und Histamin in den Brennhaaren, Phytosterole, Polysaccharide, Sekretin; in den Wurzeln 3 - B Sitosterin, Scopoletin (Cumarin), Vitamine, *Urtica dioica:* Agglutinine.

Wurzel und Blätter bzw. Stängel wirken durch andere Inhaltsstoffe etwas unterschiedlich, die Wurzeln werden vor allem bei Beschwerden der Männer beim Wasserlassen und der Prostata eingesetzt. **Brennnesselwurzeln** werden von der Kommission E für die „therapeutische Anwendung gegen Miktionsbeschwerden bei Prostata-Adenom Stadium I bis II." empfohlen. Von ESCOP später weitere Anwendungsbereiche als positiv bewertet: „symptomatische Behandlung von Miktionsstörungen (Nykturie, Pollakiurie, Dysurie, Harnverhalt bei benigner Prostatahyperplasie Stad. I bis II)."

Verwendete Pflanzenteile

Blätter, Kraut, junge Stängel, Wurzel

Erntezeit

Ab Frühjahr die jungen Blätter und Triebspitzen (für Gemmoextrakte), bis in den Herbst hinein, Samen im Hoch- und Spätsommer, Wurzeln im zeitigen Frühjahr und Herbst. Zum Sammeln immer Handschuhe tragen.

Varianten

Pillen-Brennnessel (Urtica pilulifera), Geschwänzte Brennnessel (Urtica membranacea), Sibirische Hanfnessel (Urtica cannabina), Röhrichtbrennessel (Urtica kioviensis), Mallorca-Brennnessel (Urtica bianorii)

Verwechslung möglich

mit Taubnessel, Wolfstrapp

Hinweise/Warnungen

Bei eingeschränkter Herz oder Nierentätigkeit mit Ödembildung zur Durchspülungstherapie vorher mit dem Arzt besprechen.

Kräuteroxymel für Blase und Nieren

Entwässernd, entgiftet, schwemmt Schlacken aus, stärkt Blase und Nieren, bei einer leichten Harnwegsinfektion (begleitend zur ärztlichen Behandlung) auch gut bei einer Diät, entsäuert. Zur Vorbeugung von Blasenreizungen 2-mal täglich 1 TL in 200 ml lauwarmem Wasser oder Tee einnehmen, wenn es einen bereits erwischt hat, oder gerade kurz davor ist (leichtes Brennen oder Kribbeln, vermehrter Harndrang beginnt), erhöht man auf 3 bis 4-mal 1 bis 2 TL. Unbedingt viele (koffein-, zucker- und alkoholfreie Getränke) zu sich nehmen, 2,5 bis 3 l sollten es jetzt sein. Verstärken sich die Symptome oder bleiben länger, muss eine bakterielle Untersuchung unbedingt durchgeführt werden. Diesen Oxymel nehmen wir auch begleitend zur ärztlichen Behandlung ein. Es versteht sich von selbst, dass er nur für Erwachsene gedacht ist, oder auch Jugendliche.

1 Ansatzglas, z. B. 500 ml

2 Teile Brennnesseln (Triebspitzen, Wurzeln, Samen)

1 Teil Goldrutenkraut (Echtes oder Kanadisches)

1 Teil Birkenblätter

1 Teil Löwenzahnwurzel

ca. 0,45 l Bio-Apfelessig

250–300 g Honig vom Imker

Die gewaschenen und gut abgetrockneten Kräuter fein hacken (sie müssen richtig trocken sein, am besten lässt man frische Blätter 1 Tag lang antrocknen bevor man sie verwendet), locker in das Glas geben, so dass es fast voll ist. Mit dem Apfelessig auffüllen, bis alle Teile reichlich bedeckt sind. Mit einer doppelt gelegten Frischhaltefolie abdecken, mit dem Deckel verschrauben. So kommt kein Kontakt zwischen Metall und Essig zustande, dies würde den Kräuteressig verderben. Dunkel aber warm ziehen lassen und täglich schütteln. Dem Essig mindestens 3 Wochen zum Ausziehen gönnen, besser 5 Wochen (vor allem, wenn Wurzeln drin sind). Danach durch einen Kaffeefilter klar filtern. Abmessen und im Verhältnis 1:2 Teilen mit dem Honig vermischen (evtl. in der Sonne anwärmen, damit er sich besser auflösen kann.

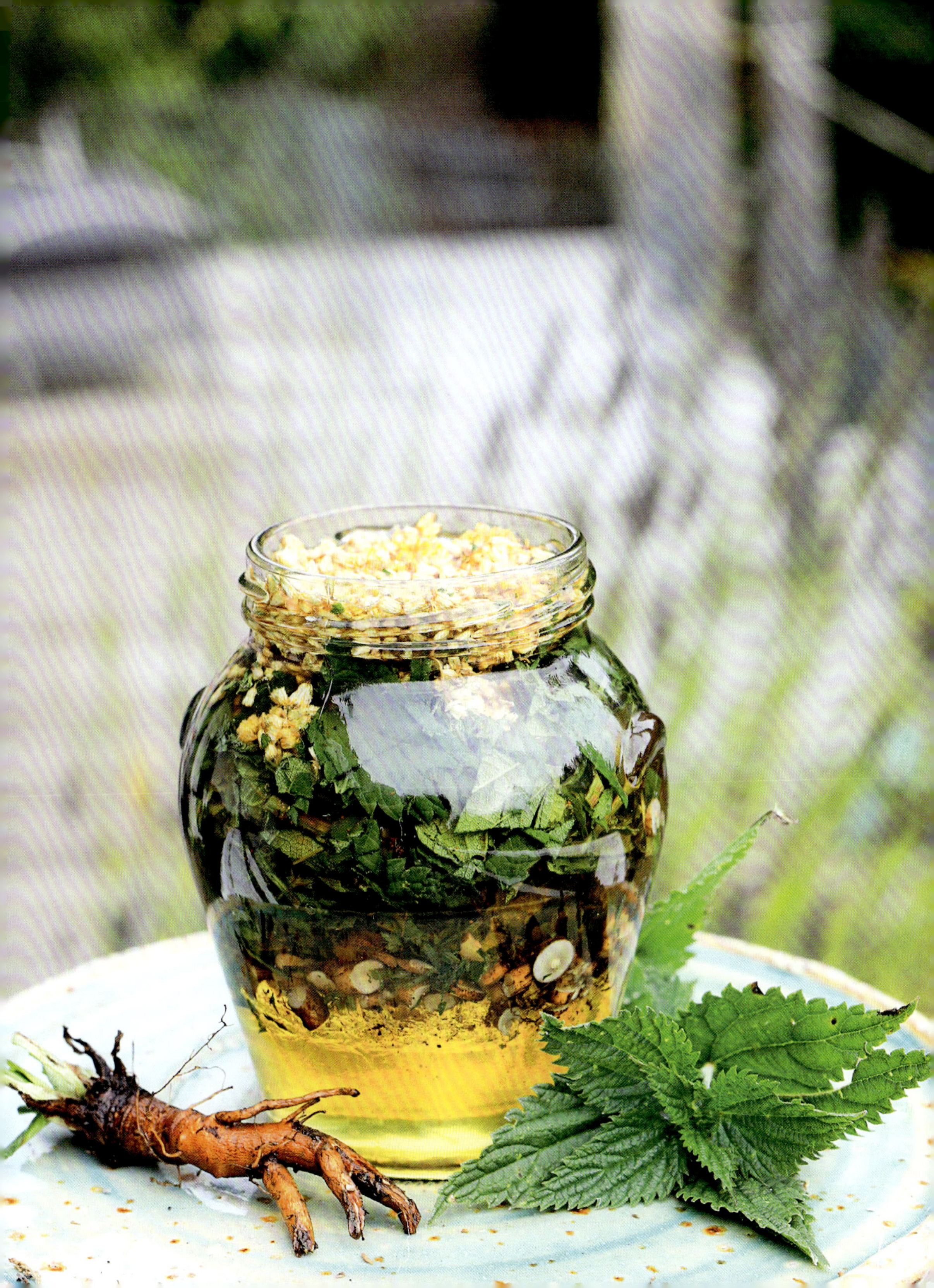

Gänseblümchen

Bellis perennis

Volkstümliche Bezeichnungen

Angerblümerl, Augenblümchen, Gänseblume, Gänseliese, Himmelsblume, Marienblümchen, Maßliebchen, Maiblume, Mondscheinblume, Regenblume, Tausendschön

Familie

Korbblütler (Asteraceae)

Beschreibung

Jedes Kind kennt sie, die kleine genügsame Blume, die beinah überall gedeiht. Als eine der ersten Frühlingsblüher, erfreut sie uns, wenn die Natur ansonsten noch nicht wirklich erwacht ist. So zart und klein sie auch ist, sie ist eine starke Heilpflanze, um die leider heute kaum noch jemand weiß. Es sich in den eigenen Garten zu holen macht eigentlich wenig Sinn. In der Regel findet man dafür genug in freier Natur. Eine Kultivierung im Garten ist aber problemlos machbar. Von halbschattig bis vollsonnig wächst die kleine Schönheit ohne großes Zutun ganz von allein. Wer einen Rasen sein Eigen nennt, hat es für gewöhnlich dort in Massen, wenn der Rasen nicht allzu oft gemäht wird. Gesammelt werden sollten Gänseblümchen bei schönem Wetter zur Mittagszeit. Frühmorgens und am Abend schleißt es seine Blüten und auch bei Regen zieht es sich zurück.

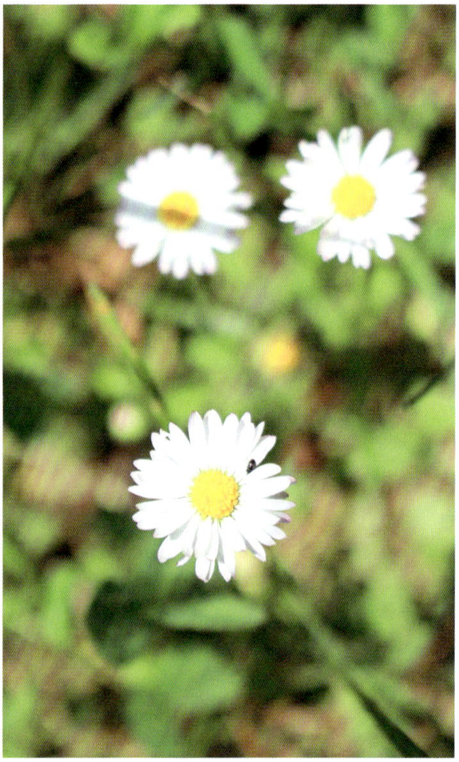

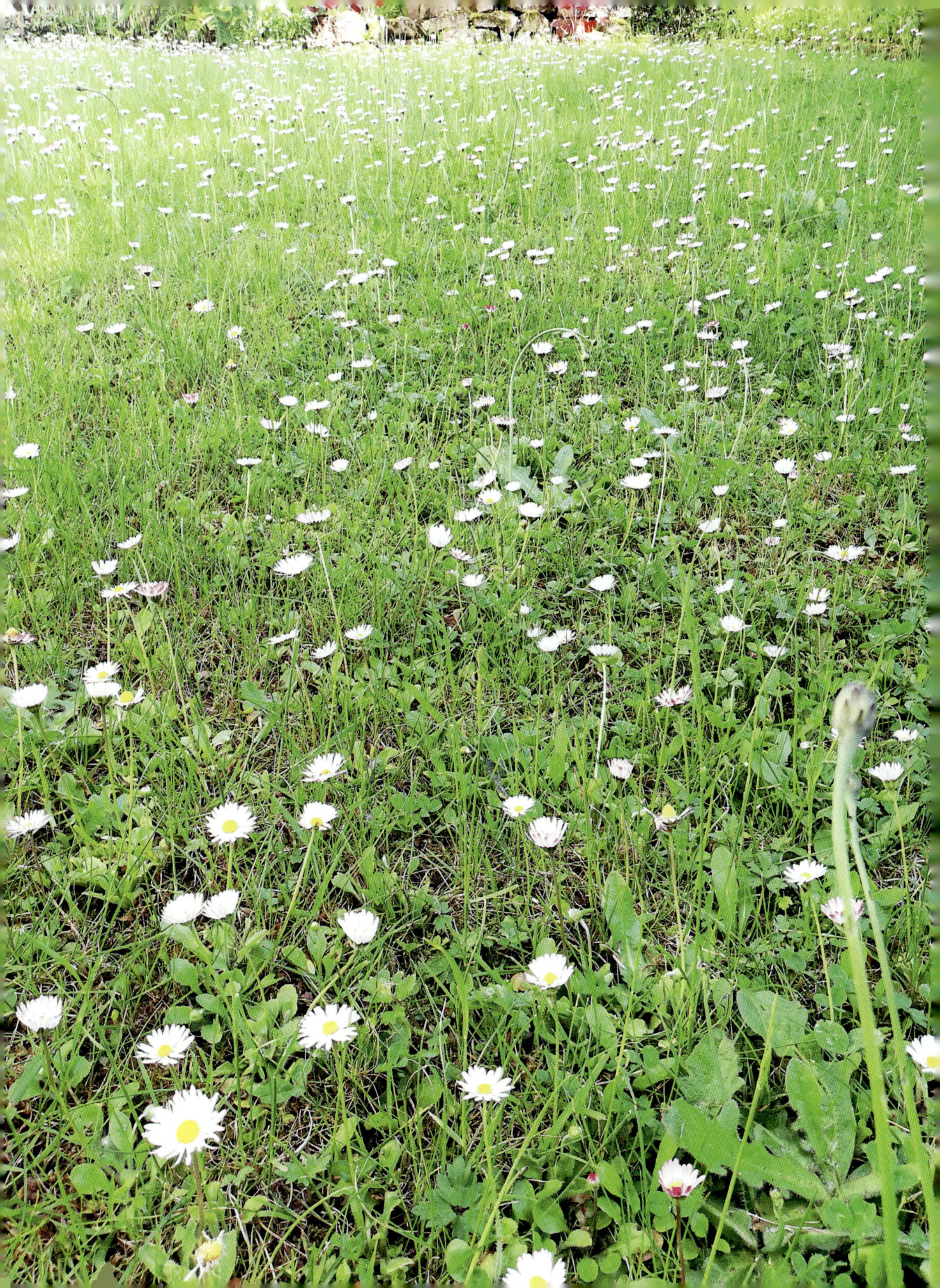

Verwendung

Als Tee gegen festsitzenden Husten, als Hydrolat oder verdünnte Tinktur gegen Pickel und unreine Haut, als Salbe zur Pflege von Aknehaut – die Liste für das kleine Pflänzchen ist lang. Gerade für Kinder wird sie viel und gerne eingesetzt. Als Zugabe zum Badewasser bei juckenden Hauterkrankungen oder als Bestandteil von Teemischungen gegen Husten oder äußerlich als Umschlag, ist das Gänseblümchen die „Arnika der Kinder". Nicht nur in der Hausapotheke, auch in der Küche hat das Gänseblümchen einen Platz. Ob getrocknet im Kräutersalz, frisch im Salat oder als essbare Dekoration, auch hier kann es nach Belieben eingesetzt werden. Vor allem Kinder kann man mit einer solchen Dekoration spielend zum Vernaschen von sonst eher unbeliebtem Gemüse anregen.

Wirkungsweise innerlich

- blutreinigend
- entwässernd
- harntreibend
- krampflösend
- schleimlösend
- stoffwechselanregend

Wirkungsweise äußerlich

- blutstillend
- entzündungshemmend
- juckreizstillend
- schmerzstillend
- wundheilungsfördernd

Anwendungsbereiche

- Akne
- Appetitlosigkeit
- Blutschwamm
- Darmentzündung
- Erkältung
- Geschwüre
- Gicht
- Hautleiden
- Husten
- Muskelschmerzen
- Magen
- Prellungen
- Quetschungen
- Rheuma
- Schürfwunden
- Stoffwechselprobleme
- Unreine Haut
- Verstopfung

Inhaltsstoffe
Anthoxanthin, ätherische Öle, Bitterstoffe, Flavonoide, Fumarsäure, Gerbstoffe, Inulin, Saponine, Schleim

Verwendete Pflanzenteile
Blüten und Blätter

Erntezeit
März – November

Varianten
Einjähriges Berufkraut (Feinstrahl), Margerite

Hinweise/Warnungen
Nicht in großen Mengen verzehren.

Gänseblümchensalbe

Verwendung bei unreiner Haut, Akne, kleinen Verletzungen, Hautausschlag

100 ml Gänseblümchenöl
(Herstellung s. Ölauszüge Grundrezept Seite 18)
10 g Bienenwachs
optional: 5 g Wollwachs
(für mehr Geschmeidigkeit)
optional: ätherisches Öl je nach Anwendungsgebiet

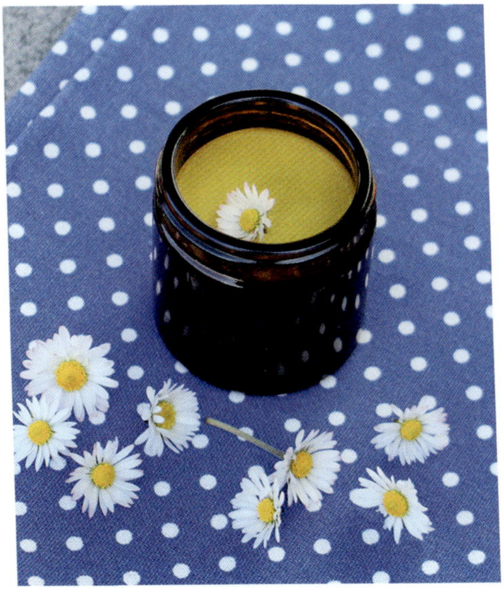

Herstellung s. Salben Grundrezept Seite 32.

Gänseblümchentee

Bei Nieren- und Blasensteinen, Menstruationsbeschwerden, Verstopfung, Appetitlosigkeit, Darmentzündung, festsitzendem Husten bis zu 3 Tassen täglich bei Bedarf trinken.
1–2 Teelöffel getrocknete Gänseblümchen in einer Tasse 90 °C heißem Wasser 10 Minuten ziehen lassen.

Gänseblümchentinktur

Anwendung äußerlich verdünnt bei Akne, unreiner Haut, frischen Wunden, Ekzemen.
Innerlich bis zu 3-mal täglich 10–30 Tropfen

300 ml 40–60 %iger Alkohol
etwa 50 g getrocknete
oder 100 g frische Blüten und Blätter

Herstellung s. Tinkturen Grundrezept Seite 25.

Gänseblümchencreme

Anwendung bei Pubertätsakne, Akne, unreiner Haut, Hautausschlag

50 ml Gänseblümchentinktur
(Herstellung s. Tinkturen Seite 25)
150 ml Gänseblümchenöl
(Herstellung s. Ölauszüge Grundrezept Seite 18)
75 g Lanolin anhydrat (Emulgator)
10 g Bienenwachs (Konsistenzgeber)
2 g Sheabutter (optional)
2 g Vitamin E
(sofern nicht bereits im Ölauszug enthalten)
optional ätherische Öle (jeweilige Dosierungsempfehlung beachten)

Herstellung der Creme s. Cremeherstellung Grundrezept Seite 38.

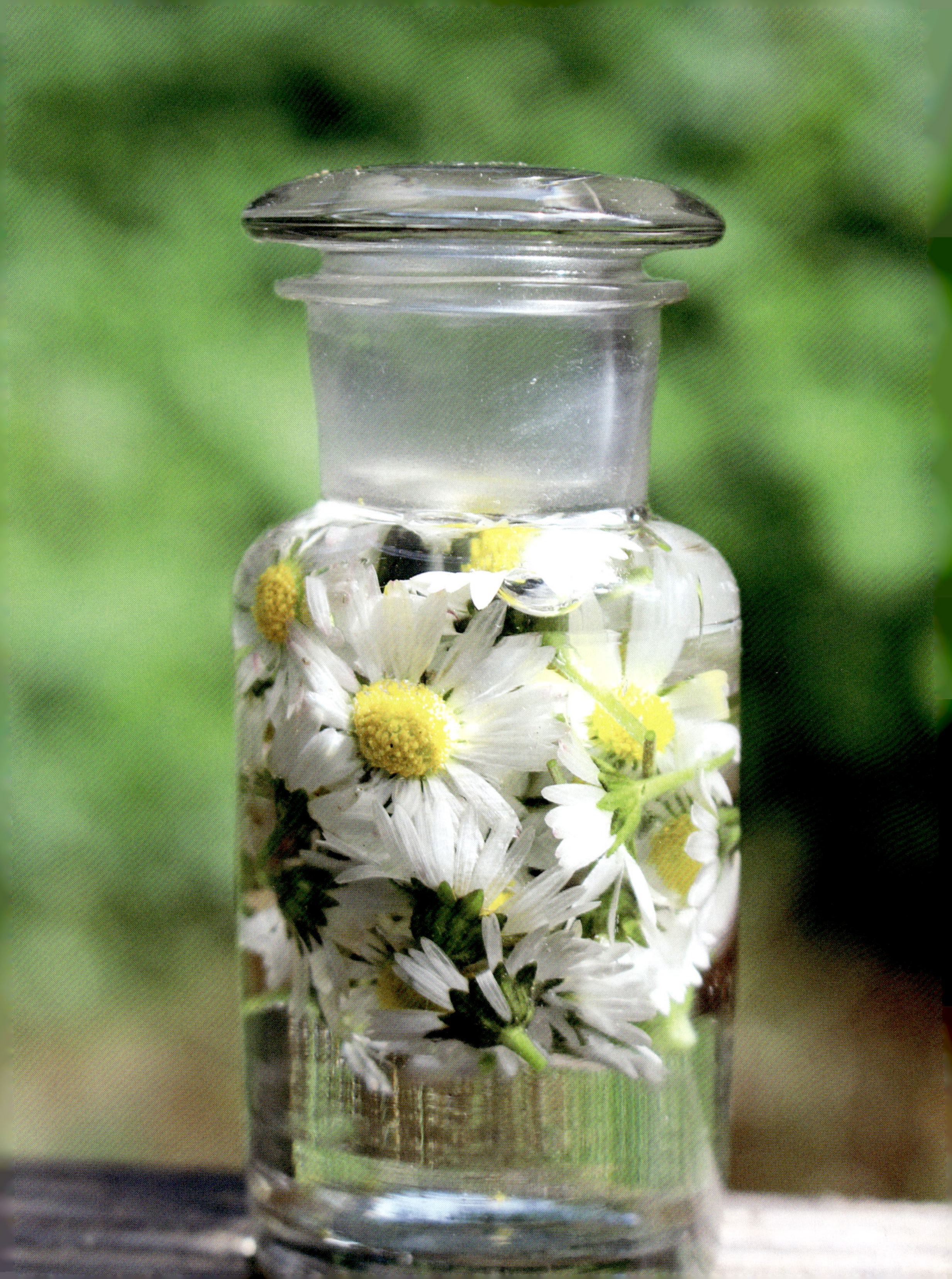

Giersch

Aegopodium podagraria

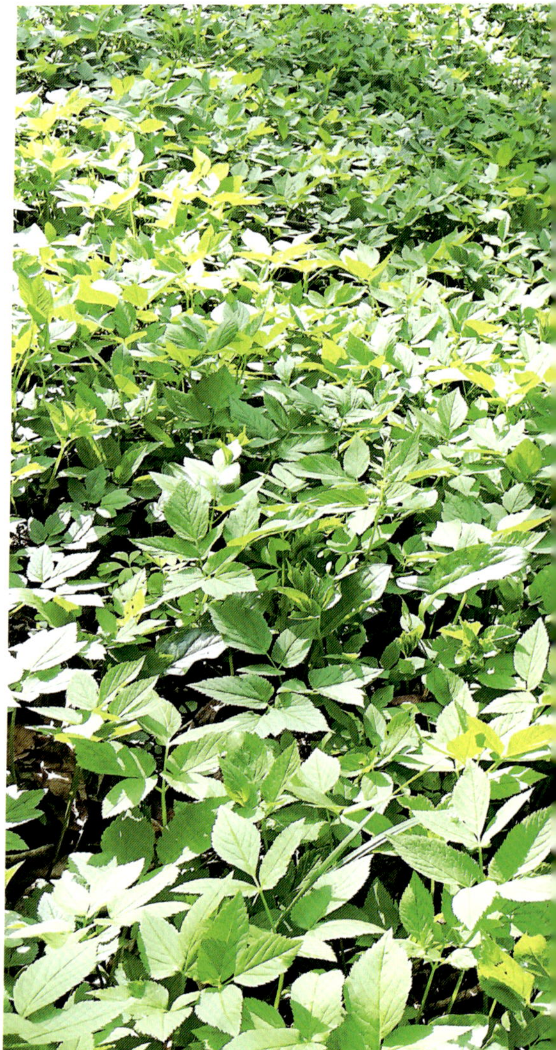

Volkstümliche Bezeichnungen

Dreiblatt, Erdholler, Giersch, Geißfuß, Hinfuß, Podagrakraut, Podagriakraut, Zipperleinkraut

Familie

Doldenblütler (Apiaceae)

Beschreibung

Für jeden Gärtner ist er der pure Albtraum, für uns Kräuterbegeisterte ist er ein Leckerbissen, der allgegenwärtige Giersch. Wie man ihn anpflanzt, brauchen wir hier nicht anzugeben, dass kann der Giersch ganz alleine am besten. Hat man ihn einmal im Garten, wird man ihn auch eigentlich nicht mehr los, egal wie viel man von ihm isst. Deshalb ist es besser, ihn dort zu lassen wo er wild wächst. In den meisten Fällen muss man nicht weit laufen, wenn man welchen sucht.
Wie erkennt man ihn nun zuverlässig? Eigentlich ganz einfach. Es gibt die hilfreiche einfache Eselsbrücke „Bei 3 mal 3 ist Giersch dabei“. Gemeint ist damit, dass er aus drei mal drei Blättern besteht, die an drei Stängeln wachsen und sein

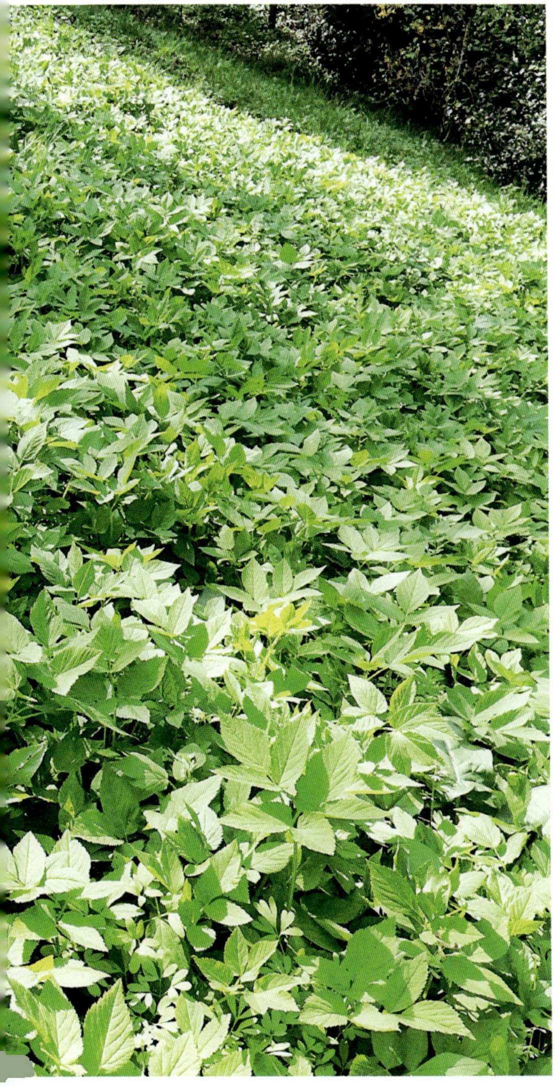

Hauptstängel ist dreieckig. Das macht ihn bei genauer Betrachtung recht eindeutig erkennbar. Ihn anhand seiner Blüte zu bestimmen ist selbst für erfahrene Kräuterlinge schwierig, da gerade Doldenblütler extrem ähnliche Blüten haben und es hier schnell zu Verwechslungen mit giften Verwandten kommen kann. Deshalb verlassen wir uns immer auf die Dreierregel. Geschmacklich kommen die jungen Blätter des Giersch der Petersilie sehr nahe, weshalb er in der Küche überall dort eingesetzt werden kann, wo auch Petersilie zum Einsatz kommt.
Aber auch als Salat oder Pesto ist er mega lecker. Kulinarisch sind der Fantasie hier kaum Grenzen gesetzt. Sein Gehalt an Kalzium, Magnesium und Vitamin C macht ihn zu einer wichtigen Komponente gesunder Ernährung.

Verwendung

Tee, Tinktur, Salbe, Creme

Wirkungsweise innerlich

- abführend
- antirheumatisch
- beruhigend
- entwässernd
- entgiftend
- harnsäurelösend
- harntreibend
- verdauungsanregend

Wirkungsweise äußerlich

- entzündungshemmend
- schmerzlindernd
- wundheilungsfördernd

Anwendungsbereiche

- Blasenentzündung
- Gicht
- Hämorrhoiden
- Ischias
- Neuralgien
- Rheuma
- Skorbut
- Verdauungsschwäche
- Wundheilungsförderung

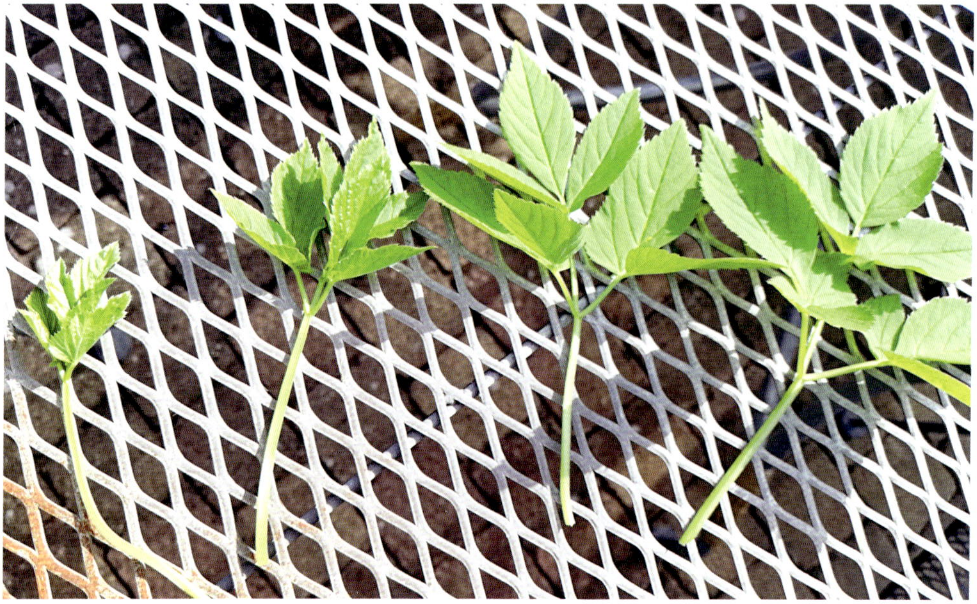

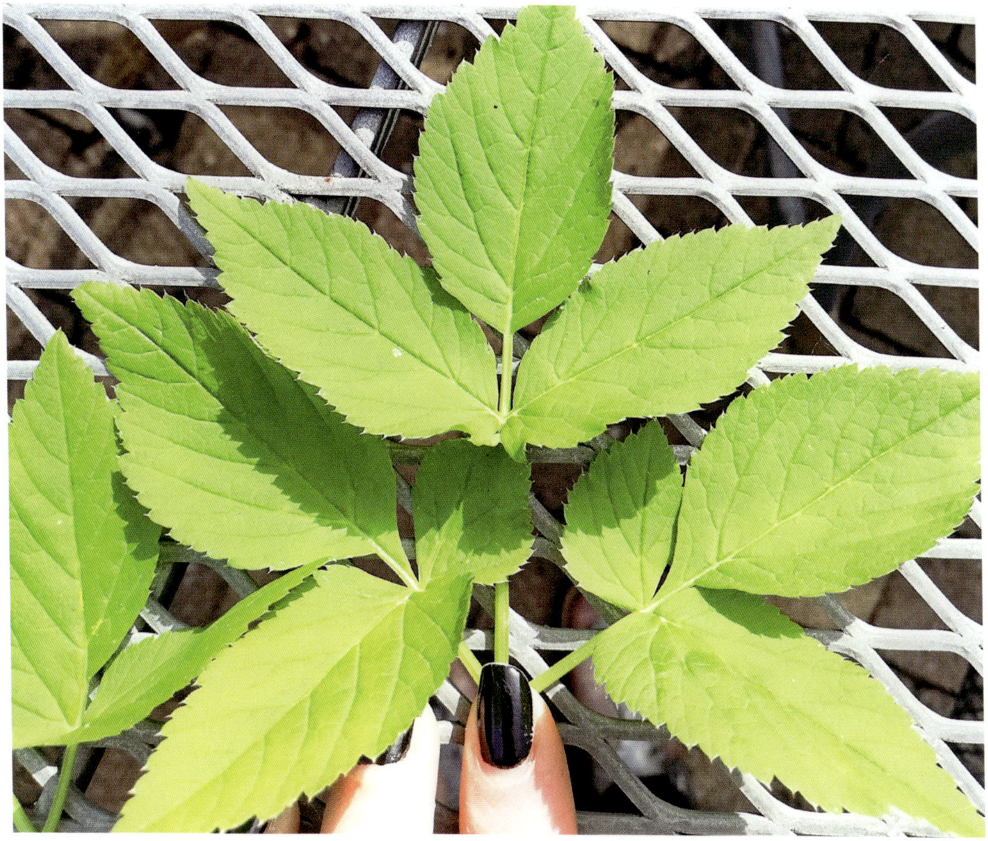

Inhaltsstoffe
Ätherisches Öl, Chlorogensäure, Flavonolglykoside, Harz, Hyperosid, Isoquercitin, Kaffeesäure, Kalium, Magnesium, Phenolcarbonsäure, Polyine, Vitamin C

Verwendete Pflanzenteile
Junge Blätter, Blüten in der Küche

Erntezeit
März – September

Varianten (Verwechslungsgefahr)
Kälberkropf (giftig)

Wichtige Hinweise/Warnungen
Wurzeln nicht verzehren, diese sind leicht giftig.

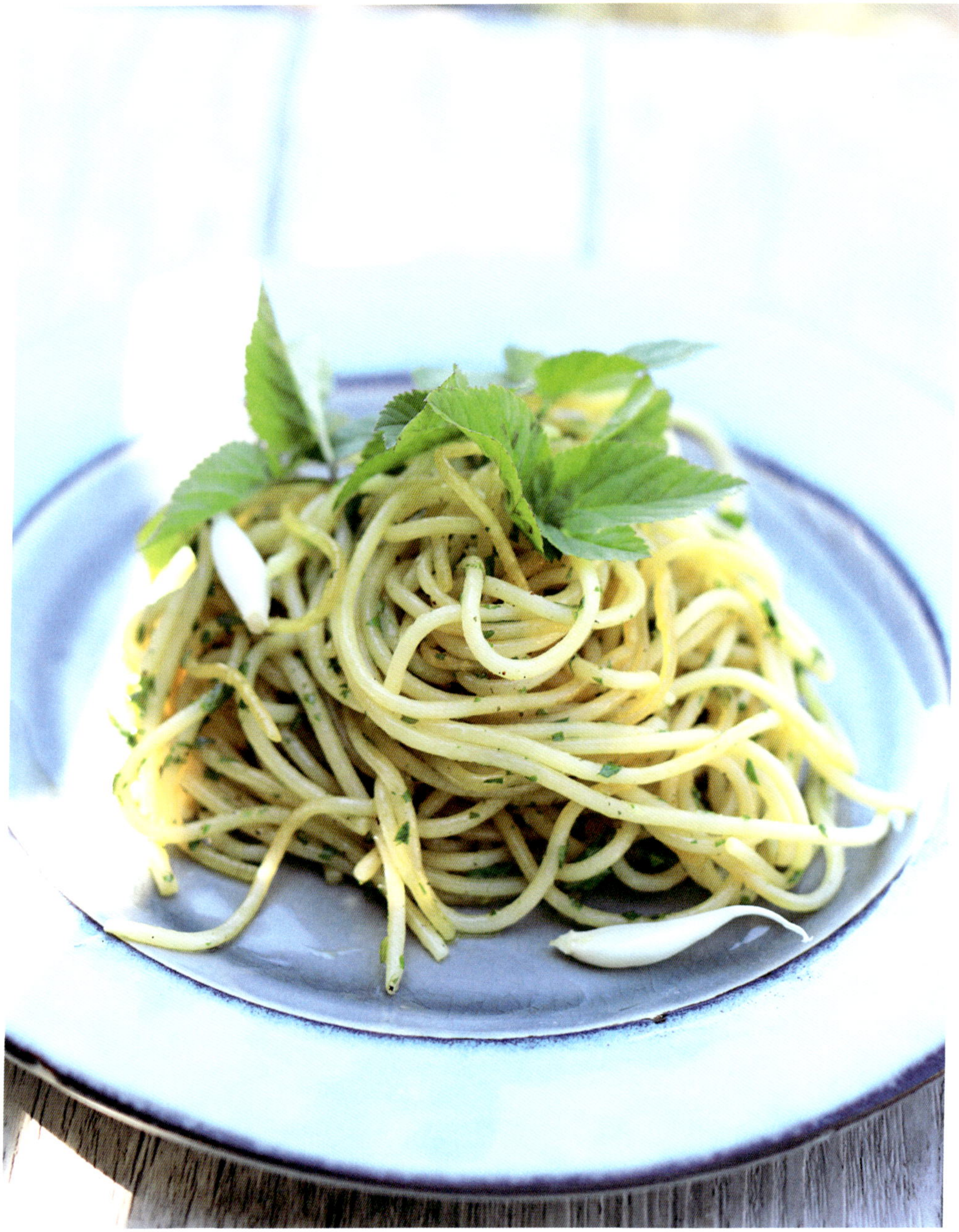

Giersch-Pesto

Köstliche und gesunde grüne Kräuterpaste, zu Spaghetti oder auch als Brotaufstrich.

2 Hände voll Giersch (frische Blätter)

10 Walnüsse

2 Knoblauchzehen

200 ml Olivenöl oder – wer es milder mag – Sonnenblumenöl

100 g geriebener Parmesan

Salz und Pfeffer

Giersch klein hacken, Walnüsse knacken und zerkleinern, Knoblauch schälen und alles zusammen mit Käse und Öl in einen Mixer oder Mörser geben und gut durchmixen. Zum Schluss mit Salz und Pfeffer abschmecken.

Gicht- und Rheumasalbe

Ebenso wie Tinktur (Herstellung siehe Tinkturen Grundrezept Seite 25) oder Tee wird die Salbe eingesetzt bei rheumatischen Beschwerden und Gicht. Dazu lokal und bei Bedarf verwenden.

50 ml Gierschöl (Herstellung s. Ölauszüge Grundrezept Seite 18)

25 ml Brennnesselöl (Herstellung s. Ölauszüge Grundrezept Seite 18)

25 ml Löwenzahnöl (Herstellung s. Ölauszüge Grundrezept Seite 18)

12 g Bienenwachs

10 Tr. ätherisches Rosmarinöl

10 Tr. ätherisches Weihrauchöl

Herstellung siehe Salbenherstellung Grundrezept Seite 32.
Ätherische Öle erst in die handwarm abgekühlte Salbe einrühren.

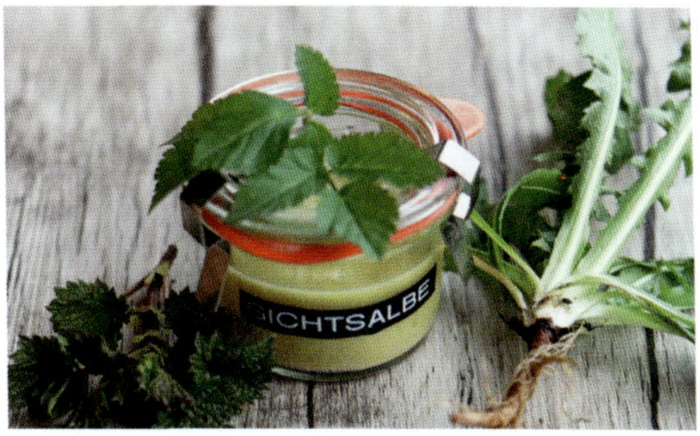

Gundermann (Gundelrebe)

Glechoma hederacea

Volkstümliche Bezeichnungen

Gundelrebe, Gundermännle, Gundelrose, Erdefeu, Jungfernkraut

Familie

Lippenblütler (Lamiaceae)

Beschreibung

Gundermann liebt vor allem halbschattige Plätze, etwas feuchte Wiesen und Waldränder sowie Bachufer. Er kommt in Mitteleuropa und Asien vor. Im Frühjahr zwischen März und Mai bis in den Juni blüht er in einem schönen blaulila Ton. Man pflückt ihn vor allem vor und nach der Blüte und gibt ihn gerne in Salat, Kräutersalz, Wildkräuter Spinat. Sein würziger Geschmack ist nicht ganz jedermanns Sache und sollte eher sparsam eingesetzt werden. Das Gundermännchen fällt vor allem dann auf, wenn es blüht und wie ein grünlila Teppich unsere Seele erfreut. Um die einzelnen Pflänzchen zu entdecken, muss man aufgrund seiner geringen Größe schon genau hinsehen.

Er gehört zu den sogenannten „Gundkräutern", die Eiter und giftige Ansammlungen von Sekreten aus Wunden oder aus entzündeten Organen ziehen. Nicht nur in der Wundbehandlung ist er wertvoll, denn er hilft bei der Ausscheidung von Blei aus dem Körper, was gerade Blei und auch Quecksilber verarbeitende Menschen bzw. die damit Umgang haben (z. B. in Farben oder Lasuren) auch heute noch zu schätzen wissen. Dafür kann Tee, Tinktur oder auch der nachfolgend genannte Kaltansatz hilfreich sein. So klein dieses Pflänzchen auch ist, kannten es schon die alten Germanen und ehrten es besonders, da sie es für die Verkörperung von guten Geistern hielten. Das auch als Totenkraut bekannte Gewächs wurde für Kränze für die Verstorbenen vor allem in Frankreich verwendet.

Gundermann erweitert unsere Frühlingsküche und gibt uns neue Kraft im Frühjahr.

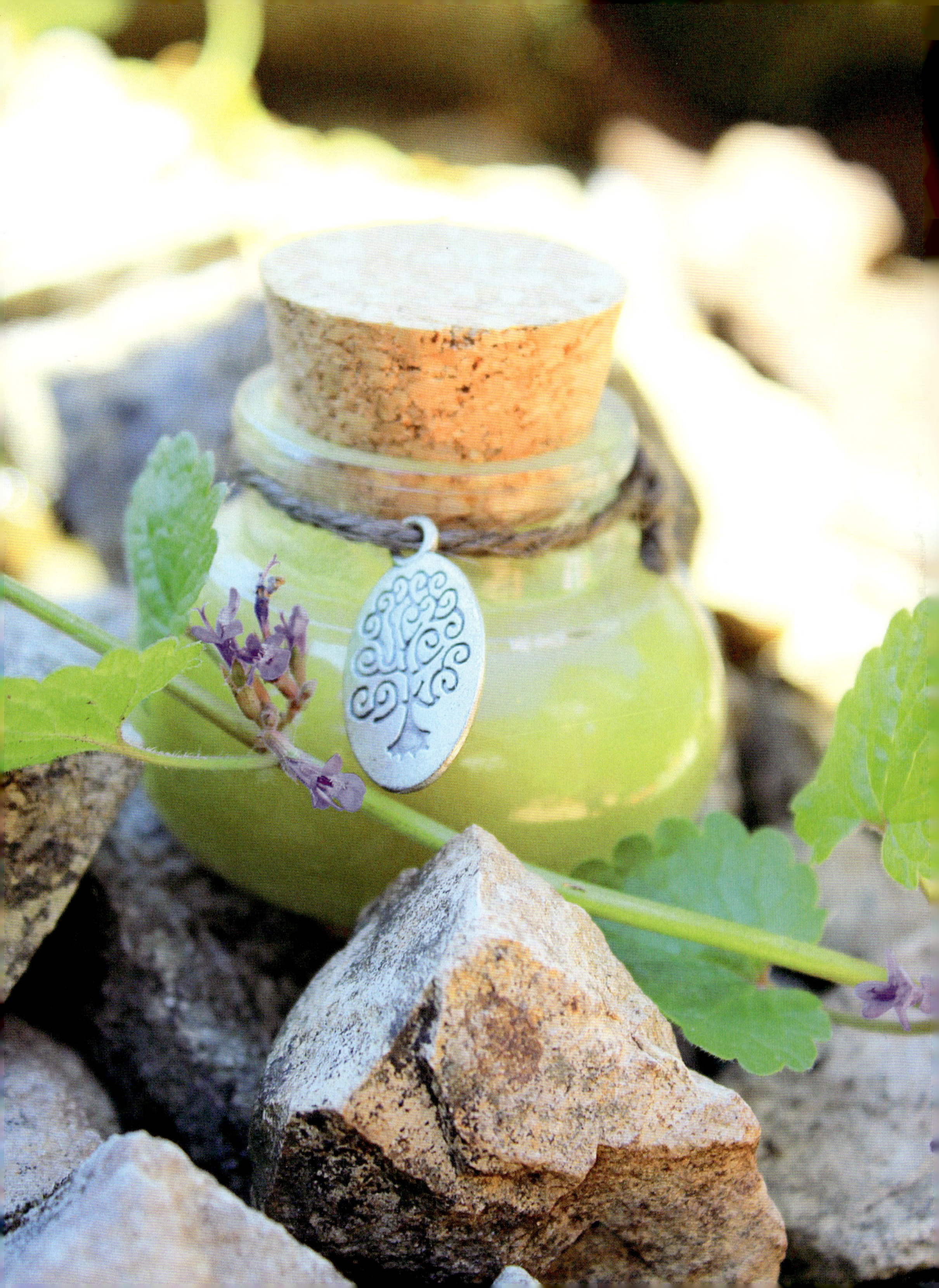

Verwendung

Tee, Tinktur, Ölauszug, Hydrolat, Heilsalbe, Umschläge.
Die frischen Blätter werden angequetscht und als Soforthilfe für kleinere Wunden, Insektenstiche, Blasen und Schnitte aufgelegt. Das Hydrolat wird gerne als Kompresse verwendet bei eitrigen Wunden, Akne, gereizter Gesichtshaut zur Hautregeneration.
Die Tinktur hilft zur Stärkung des Stoffwechsels oder nach Erkrankungen zum Wiederaufbau und zur Stärkung des Körpers. Man nimmt 2–3-mal täglich 10–20 Tropfen verdünnt mit Wasser ein.
Ein sanftes Entgiftungsmittel macht man mit einem Krug (Quell-) Wasser, dem man ein paar Pflänzchen Gundermann und eine halbe, in Scheiben geschnittene Bio-Zitrone beigibt. Über Nacht im Kühlschrank ziehen lassen und anderntags langsam trinken.

Wirkungsweise innerlich

- appetitfördernd
- aufbauend
- ausleitend (Schwermetalle, Blei, Quecksilber, Pestizide)
- entgiftend
- entzündungshemmend
- schmerzlindernd
- zellanregend

Wirkungsweise äußerlich

- antibakteriell
- entzündungshemmend
- erweichend (Schrunden)
- schleimhautregenerierend
- schleimlösend
- wundheilungsfördernd

Anwendungsbereiche

- Akne
- Blasen
- Bronchitis, eitrige
- Eiterbläschen
- Eitrige Wunden
- Durchfall
- Husten, chronisch
- Insektenstiche
- Magen-Darm-Infekte
- Nebenhöhlenentzündung
- Rheuma
- Rissige Hände
- Schlecht heilende Wunden (auch als Sofortmaßnahme)
- Schwellungen

Inhaltsstoffe
Ätherisches Öl, Chlorophyll, Flavonoide, Gerb- und Bitterstoffe, Rosmarinsäure, Saponin, Harz, Vitamin C

Verwendete Pflanzenteile
Ganze Pflanze mit oder ohne Blüten, Wurzel

Erntezeit
Frühjahr ab etwa April bis in den Spätsommer

Verwechslung
Verwechslung möglich mit jungem Bodenefeu oder Kriechendem Günsel

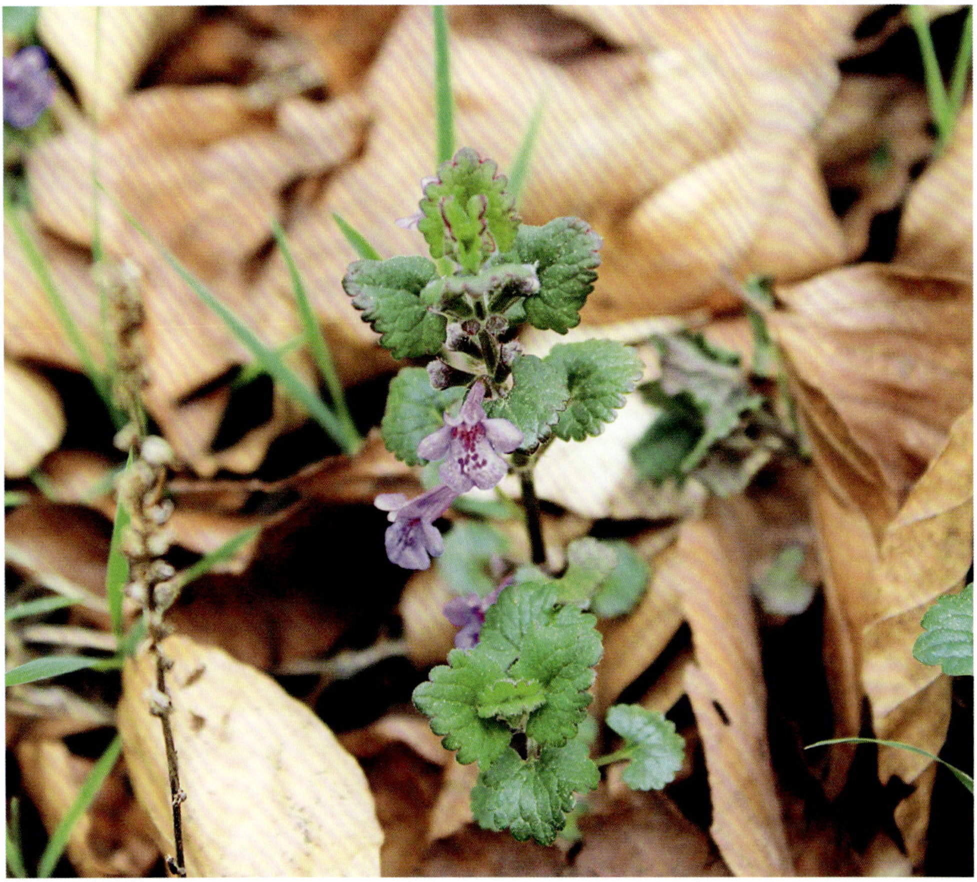

Wundöl mit Gundermann und Ringelblumen

Nicht in offene Wunden geben, nur auf die gereinigten Wundränder auftragen! Auch bei Insektenstichen und Hämorrhoiden ausprobieren.

80 g Gundermannkraut, frisch
oder 35 g getrocknet
40 g Ringelblumenblüten (nur die ausgezupften Blütenblätter), frisch
oder 15 g getrocknet
250 ml Olivenöl, nativ
Evtl. 2 ml Vitamin E

Frische Kräuter 12 Stunden lang antrocknen lassen, dann nach Grundrezept Seite 19 einen Kaltauszug herstellen. Wird das Wundöl schnell benötigt, einen Warmauszug machen.
Vitamin E einrühren und in dunkle, trockene, desinfizierte Fläschchen abfüllen. Haltbar solange wie das MHD vom verwendeten Öl plus 2 Monate, wenn Vitamin E zugegeben wird.

Gundermann Wein

Für Frühjahrs- oder Entgiftungskuren sowie nach Krankheiten, wenn man einfach nicht wieder fit wird. Täglich 1–2 Schnapsgläser voll verdünnt einnehmen.

1 Handvoll frischer Gundermann
0,5 l Biowein, weiß oder rot
nach Wunsch 2 EL Honig vom Imker
oder 1 geh. EL Bio-Rohrohrzucker
(alternativ Bio-Apfelessig statt Wein verwenden)

Den Gundermann abwaschen, mit einem Küchentuch trocken tupfen und klein hacken. Mit dem Wein in einem Kochtopf einmal aufkochen, von der Herdplatte ziehen, evtl. Zucker zufügen und auskühlen lassen. Über Nacht stehen lassen, dann klar filtern. Nach Geschmack leicht süßen mit dem Honig (nicht bei Diabetes).
2–3-mal täglich vor den Mahlzeiten 1 Schnapsgläschen voll einnehmen (Erwachsene).

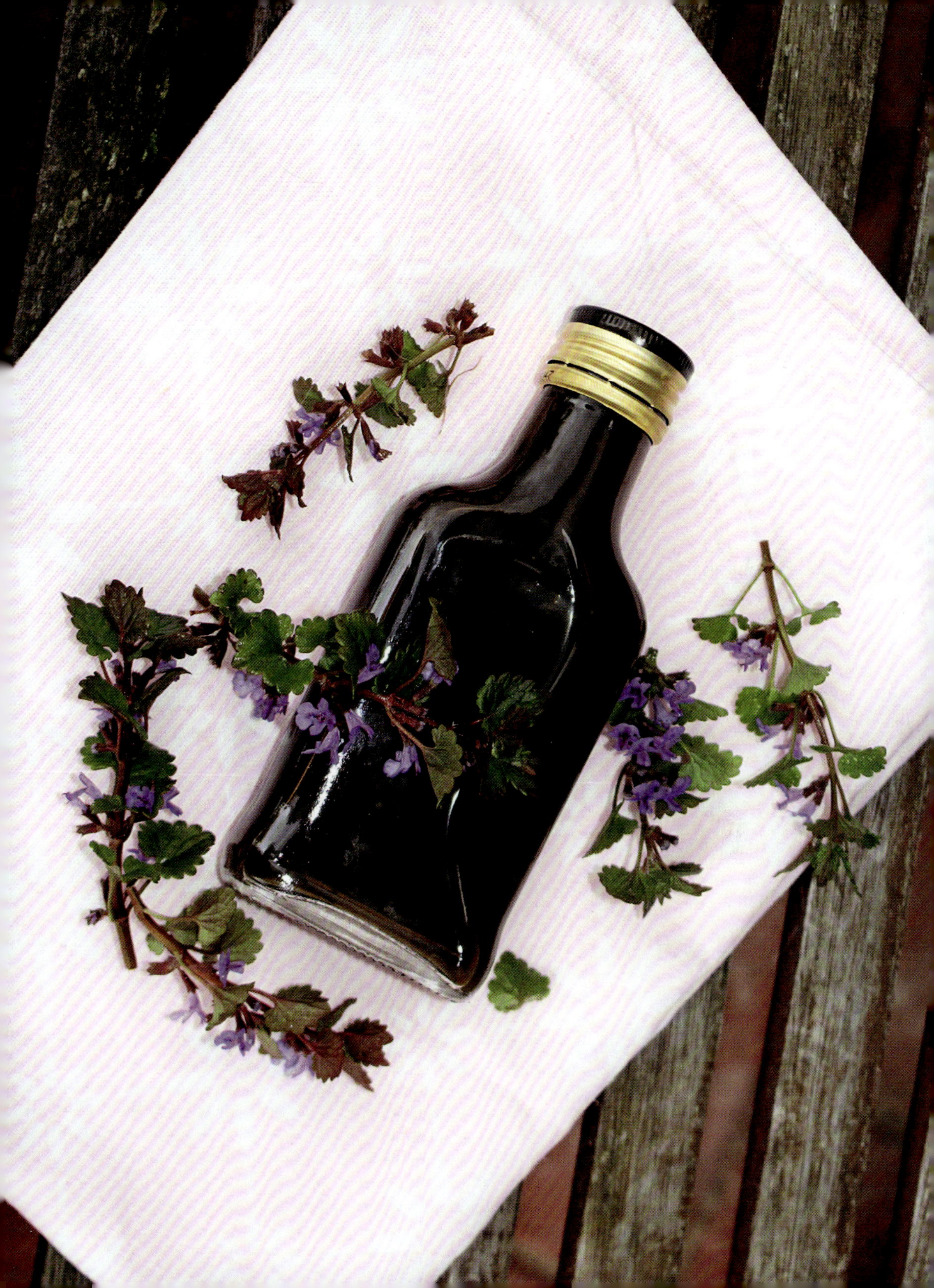

Holunder

Sambucus nigra

Volkstümliche Bezeichnungen

Backholder, Elder, Eller, Fliederbeerbusch, Fliederbaum, Hollerbusch, Holder, Holler, Kischke, Schwarzholder

Familie

Adoxaceae (Moschuskrautgewächse)

Beschreibung

Der Holunderbaum ist eine wunderbare Pflanze, die wir beide sehr schätzen und die laut Legende die Wohnung einer faszinierenden Göttin ist: dem schwarzen Holunder und mit ihm der wunderbaren Muttergöttin Hulda – oder wie sie heutzutage genannt wird: Frau Holle. Der Holunder, Wohnsitz der holden Frau Holle, bereits von den Germanen verehrt. Er war die Hausapotheke jeden Hofes, er schützte vor Unheil, half bei Krankheit und es brachte Unglück und bedeutete einen schweren Frevel, wenn man ihn abholzte. Holunderblüten und auch -rinde wurden getrocknet und verräuchert: zur Gesundung. Der Holunderbaum wird als Schwellenbaum bezeichnet, man nutzte ihn bei der Geburt wie zur Sterbebegleitung in Räuchermischungen.
Mit seinen duftenden Blüten erfreut er uns im Frühling einige Wochen lang, bis diese dann verblühen und braun werden und sich die dunklen, schwarzen Beeren im Spätsommer oder Frühherbst ausbilden. Auch heute noch ist der Tee aus Holunderblüten eines der beliebtesten Erstmittel bei Erkältung, vor allem mit Fieber (2 TL Blüten mit heißem Wasser aufgießen, 5–8 Minuten ziehen lassen, filtern, warm trinken).

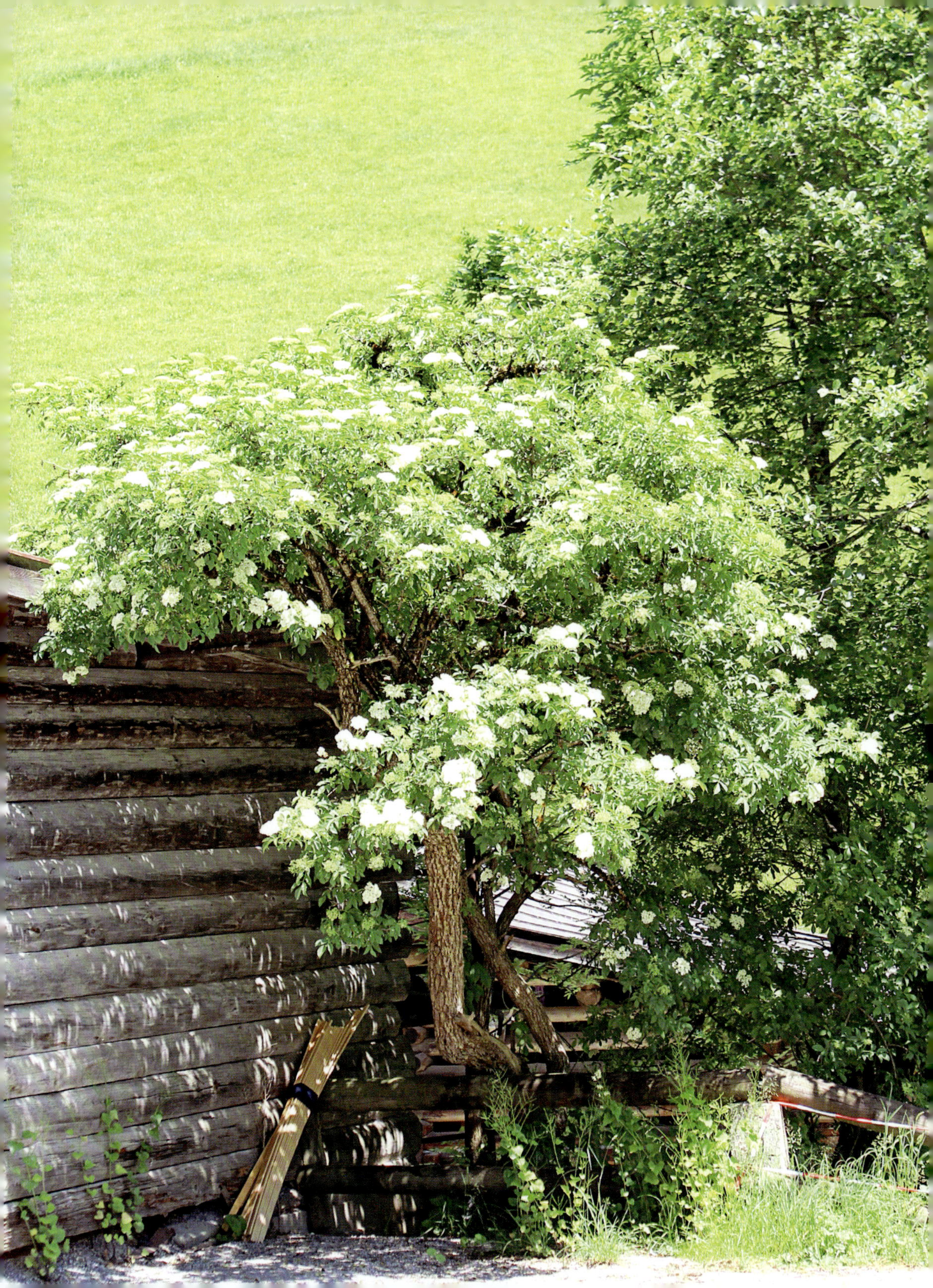

Verwendung

Tee, Tinktur, Salbe, Saft (Beeren), Sirup (Blüten und Beeren), Kompott (Beeren), Kräuterwein, Kräuterhonig, Kräuteressig und -oxymel, Fruchtaufstrich (Beeren), Gurgelwasser

Wirkungsweise innerlich

- abwehrstärkend
- cholesterinsenkend
- fiebersenkend
- harntreibend
- immunstärkend
- schleimlösend
- schweißtreibend
- stimmungsaufhellend

Wirkungsweise äußerlich

- beruhigend
- entzündungshemmend (Blüten)
- juckreizstillend
- muskelentspannend
- schmerzlindernd
- wundheilungsfördernd

Anwendungsbereiche

- Bronchitis
- Fieber
- Depressionen (leichte Form)
- Erkältungskrankheiten
- Gicht
- Husten
- Insektenstiche
- Ischias (Beerensaft)
- Nebenhöhlenentzündung
- Nervenschmerzen (Beerensaft)
- Rheuma
- Schnupfen
- Schürfwunden
- Sonnenbrand
- Wunden

Inhaltsstoffe

Ätherische Öle (bis zu 0,2 %), Flavonoide, Gerbstoffe, Kaffeesäurederivate, Phytosterine, Schleimstoffe.
Blätter, Rinde: Blausäureglykoside

Verwendete Pflanzenteile

Blüten, Blätter, Beeren, Knospen (Gemmotherapie)

Erntezeit
Blüten Mai – Juni, Blätter ab April – August, Beeren August – September, Knospen (junge Triebspitzen) April

Varianten
Zwerg-Holunder (Sambucus ebulus) – alle Pflanzenteile sehr giftig!,
Roter Holunder (Sambucus racemosa, verwendbar, rohe Früchte giftig)

Verwechslungsgefahr
Hartriegel, Schneeball, Echter Flieder

Hinweise/Warnungen
Die Beeren dürfen nur reif geerntet werden und müssen vor dem Verzehr unbedingt gekocht werden. Sie verursachen sonst Durchfall und Übelkeit bis zum Brechreiz.

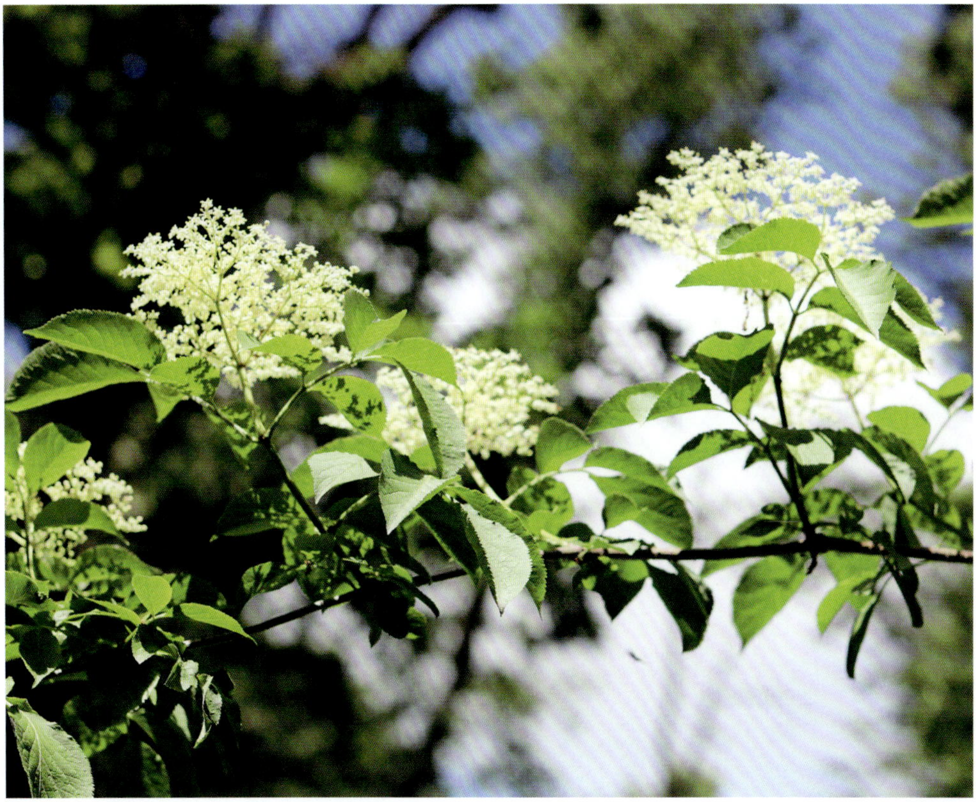

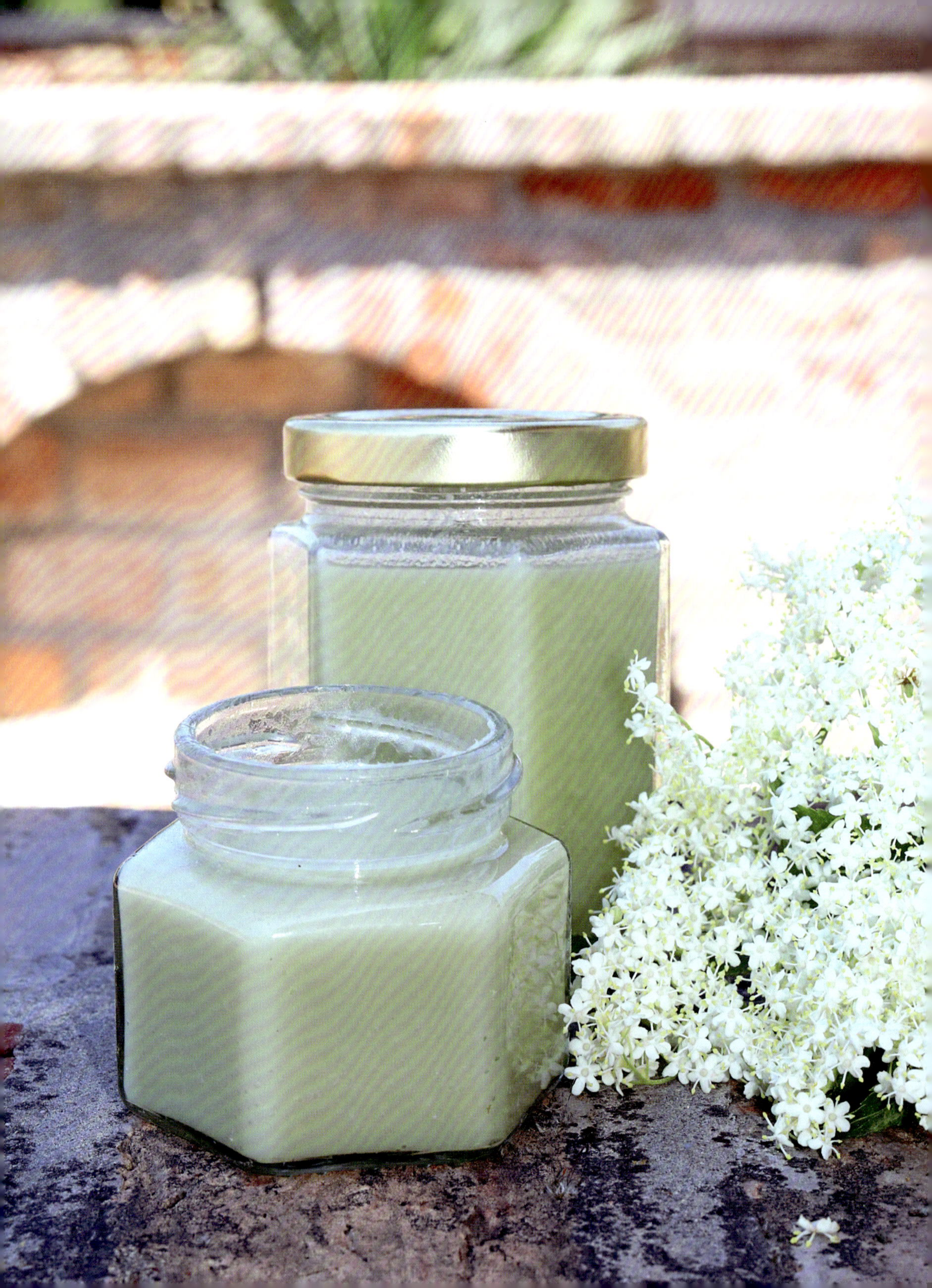

Holunderschmalzsalbe

Durch seine besondere Zusammensetzung (ähnlich dem Menschen) schleust das Schweineschmalz die Wirkstoffe tief in die unteren Hautschichten. Es zieht schnell ein, macht die Haut weich und lässt sich wirklich gut verarbeiten.
Im Kühlschrank bleibt die Salbe schön streichbar, außerhalb wird sie ab etwa 23 °C bereits zu weich und verdirbt auch zu schnell.
Diese Holunderschmalzsalbe wirkt wundheilend und entzündungshemmend bei rissigen, rauen Händen und Füßen, schmerzlindernd bei Gelenk- und Muskelschmerzen sowie schleimlösend bei Bronchialinfekten.
Bitte unbedingt Schmalz vom Bio-Schwein verwenden! Wer kein tierisches Fett mag, kann für die Salbenbasis ausweichen auf Ghee (Vegetarier) oder Kokosöl bzw. vegane Margarine oder auch unsere bewährte Vitaline, die pflanzliche Vaseline (allerdings dann mit reduzierter Heilwirkung).

Für etwa 200 ml
30 g Holunderblüten, frisch (ohne Stiele)
oder 15 g getrocknet
10 g Holunderblätter, frisch
oder 5 g getrocknet
250 g Bio-Schweineschmalz, möglichst frisch
evtl. 2 Tr. Vitamin E
(für noch bessere Haltbarkeit und Hautpflege)

Blätter zerkleinern, mit den Blüten und dem Schmalz in eine Kasserolle geben und auf der kleinsten Stufe 5 Stunden lang ausziehen
(nur schmelzen und erwärmen, nicht erhitzen). Immer wieder umrühren.
Herd ausstellen, über Nacht abkühlen lassen, am anderen Tag wiederholen. Kurz bis vor dem Simmern erhitzen und heiß durch einen Küchenfilter am besten direkt in ein Salbenglas sieben.
Vitamin E einrühren, abgekühlt verschließen und beschriften. Im Kühlschrank lagern.
Hält sich solange, wie das MHD vom Schmalz ist + 2 Monate durch das zusätzliche Vitamin E.

Johanniskraut

Hypericum perforatum

Volkstümliche Bezeichnungen

Blutkraut, Elfenblut, Hartheu, Hexenkraut, Jägerteufel, Jesuwundenkraut, Johannisblut, Konradskraut, Löcherkraut, Teufelsflucht, Wundkraut

Familie

Hartheugewächse (Hypericaceae)

Beschreibung

Wie auf den Fotos gezeigt, sind die Blätter des Johanniskrautes „durchlöchert" bzw. „perforiert" (perforatum – gut zu merken). Das sind die Öldrüsen der Pflanze, wobei alte Sagen davon berichten, dass an diesen Stellen der Teufel seine Krallen ins Johanniskraut geschlagen hat, um es den Menschen zu entreißen.

Schon in früheren Zeiten wussten die Menschen um die stimmungsaufhellende Wirkung des Krautes. Depressive Menschen waren natürlich viel leichtere Beute für den „Teufel" und deshalb war ihm auch das Kraut, das den Menschen auch im Winter die Sonne ins Gemüt brachte, ein Dorn im Auge…

Bei der inneren Verwendung bitte unbedingt beachten, dass die Wirkung von anderen Medikamenten (auch der Antibabypille!) beeinträchtigt und unter Umständen außer Kraft gesetzt werden kann. Bei regelmäßiger Einnahme von Medikamenten bitte unbedingt vorher mit dem behandelnden Arzt absprechen.

Das zweite eindeutige Erkennungsmerkmal ist die dunkelrote bis dunkellila Farbe, die man an den Fingern hat, wenn man eine Blüte oder Knospe zerreibt. Das ist das in der Blüte reichlich vorhandene Hypericin. Auch dazu gibt es eine kleine Geschichte:

Ein Jäger streifte einst durch den Wald. Er sah ein Reh und wollte es mit Pfeil und Bogen erlegen. Er zielte, schoss, verfehlte das Reh und traf eine Elfe. Das Blut der Elfe tropfte auf das Johanniskraut und lässt es bis heute bluten, wenn es zerrieben wird.

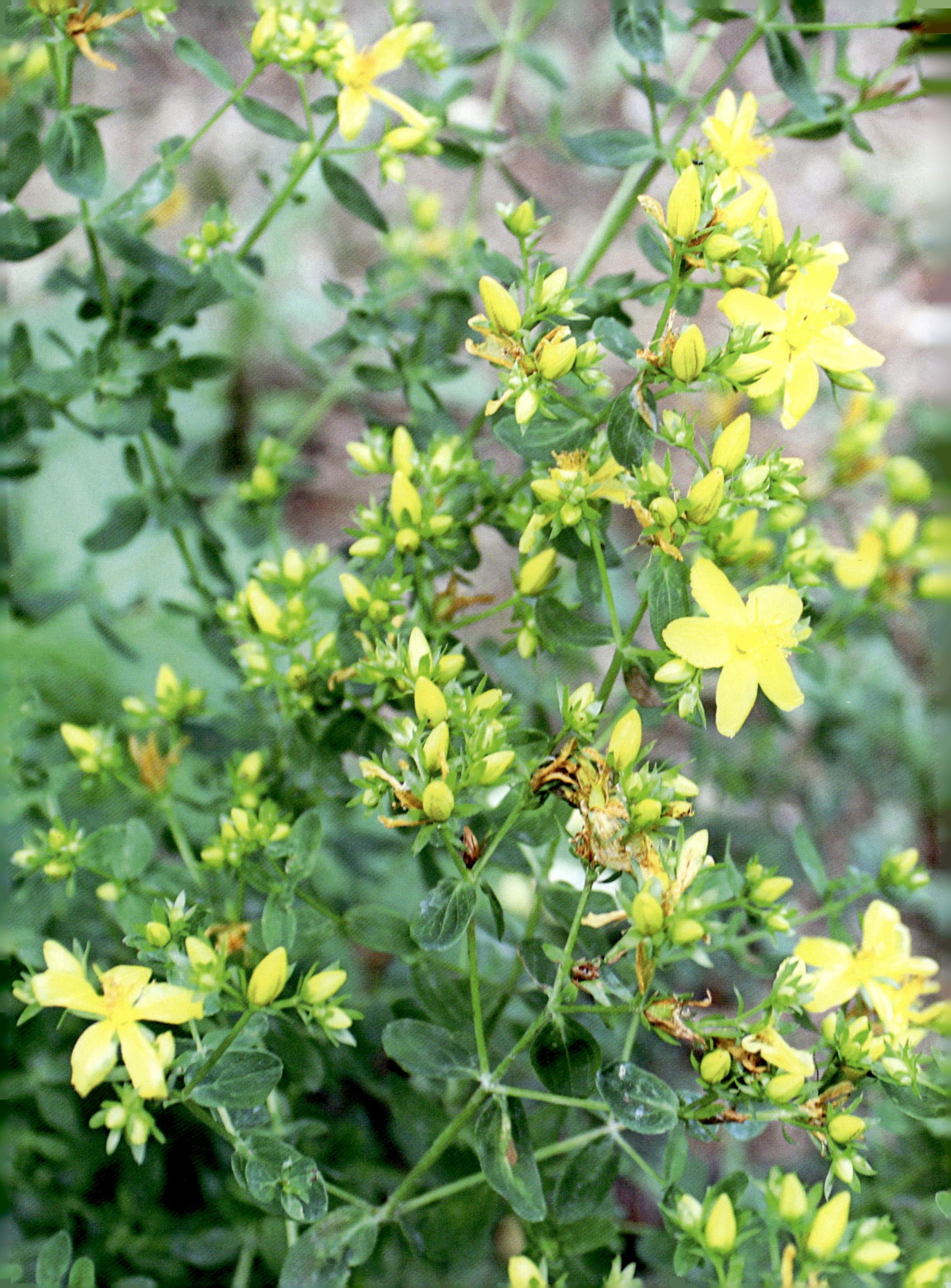

Das beliebteste Heilmittel ist Johanniskrautöl, Rotöl oder auch Elfenblut. (Herstellung s. Ölauszüge Seite 18). Die meisten alten Quellen geben an, dass das Öl in der Sonne ziehen muss. Diese Vorgehensweise ist mittlerweile veraltet. Studien haben ergeben, dass die wenigen Vorteile, die ein Auszug an der Sonne bringen könnte, durch alle entstehenden Nachteile deutlich überwogen wird. UV-Strahlung zerstört wertvolle Inhaltsstoffe, es fördert die Oxidation des Öls und die Inhaltsstoffe lösen sich auch ohne Sonneneinstrahlung. Daher raten wir, das Öl hell aber keinesfalls sonnig auszuziehen. Je nachdem, welches Öl als Basisöl verwendet wird, kann die Farbe des Öls am Ende variieren. In Olivenöl ausgezogen, wird das Öl zum Beispiel tief blutrot, in Mandelöl dagegen leuchtend rot wie auf unserem Foto.

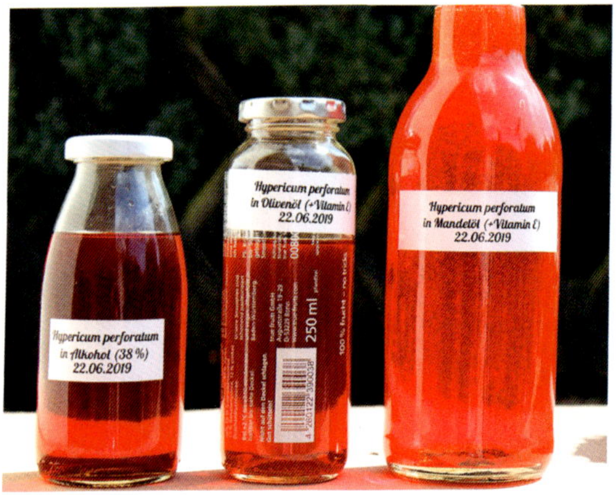

Dem fertigen Johanniskrautöl immer etwas natürliches Vitamin E beimischen (1 g auf 100 ml Öl). Dadurch wird das Oxidieren, also Ranzigwerden des Öls, etwas verzögert und es pflegt zusätzlich die Haut.

Verwendung

Tee, Tinktur, Heilöl

Getrocknet und als Tee genossen wird es noch heute genau dafür genutzt. Dafür das obere Drittel des blühenden Krautes sammeln, trocknen und heiß aufgegossen 8 Minuten ziehen lassen. Nicht über einen Zeitraum über 6 Wochen anwenden, immer wieder Pausen machen (Gewöhnungseffekt).

Auch als Tinktur kann es innerlich angewendet werden. Dafür die Blüten sammeln, ein sauberes Glas damit füllen und alles mit Alkohol (38–42 %) aufgießen, 6–8 Wochen ziehen lassen, dabei täglich schütteln. Nach der Ziehzeit abseihen, in dunkle Tropfflaschen füllen und beschriften.

Nach Bedarf 10–20 Tropfen pur, in Wasser oder auf Zucker einnehmen. Wie beim Tee auch nicht länger als 6 Wochen am Stück nehmen. Danach mindestens 4 Wochen pausieren, wenn nicht anders ärztlich abgestimmt.

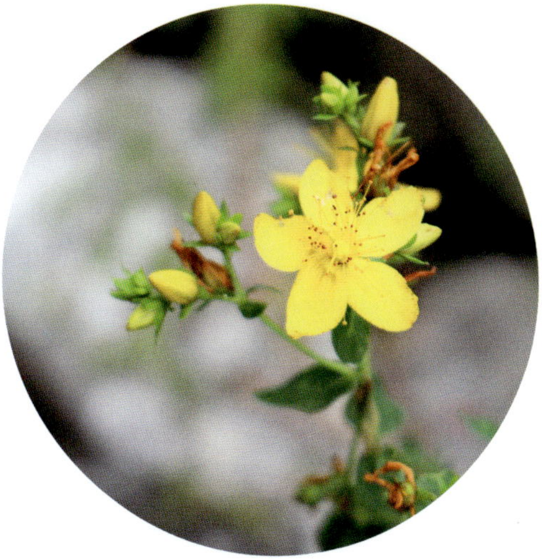

Wirkungsweise innerlich

- adstringierend
- antibakteriell
- ausgleichend
- beruhigend
- blutstillend
- blutverbessernd
- entzündungshemmend
- harntreibend
- krampflösend
- schmerzlindernd
- tonisierend
- nervenstärkend

Wirkungsweise äußerlich

- abschwellend
- entspannend
- entzündungshemmend
- schmerzstillend

Anwendungsbereiche

- Angstzustände
- Depressionen
- Dyshidrosis
- Ekzeme
- Geschwüre
- Hexenschuss
- Innere Unruhe
- Juckreiz
- Krampfadern
- Narben (schmerzende)
- Neuralgien
- Schlaflosigkeit
- Schrunden
- Stress
- Trockene Haut
- Verbrennungen
- Wunden

Inhaltsstoffe

Ätherisches Öl, Cholin, Flavonoide, Gerbstoffe, Hypericin, Phytosterin, Rutin, Quercitin

Verwendete Pflanzenteile

Blüten, Kraut

Erntezeit

Juni – August (auch nach dem Johannestag noch!)

Varianten/Verwechslungsgefahr

Zuchtformen, Jakobskreuzkraut (Jakobsgreiskaut)

Hinweise/Warnungen

Bei gleichzeitiger Einnahme anderer Kräuter oder Medikamente, wird deren Wirkung stark herabgesetzt (auch der Anti-Baby-Pille!), macht lichtempfindlich, erhöhte Sonnenbrandgefahr, nicht direkt nach dem Auftragen in die Sonne gehen.

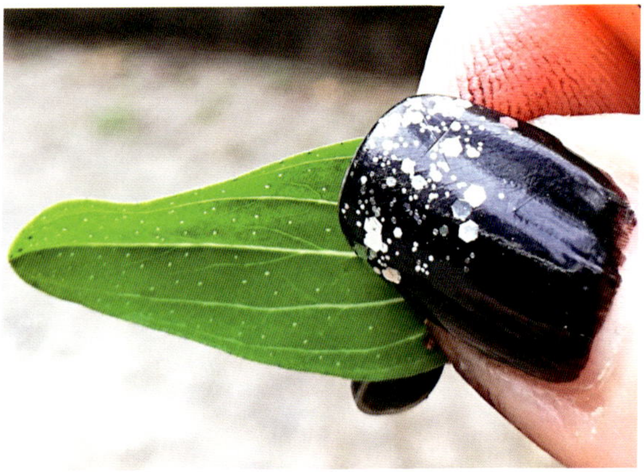

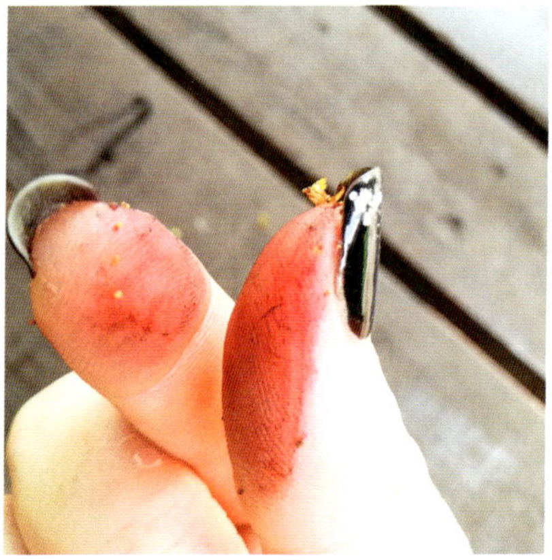

Johanniskrautblüten färben die Finger rot, wenn man sie zerreibt. Hält man die Blätter gegen das Licht, sieht man, dass sie perforiert sind.

Johanniskraut-Salbe mit Weihrauch

Wirksam gegen Arthrose-, Nerven-, Ischiasschmerzen, ISG-Schmerzen. Die Salbe punktuell bei Bedarf einmassieren, danach unbedingt die Hände waschen. Reibt man sich damit die Augen, brennt es wie Hölle.

200 ml Johanniskrautöl (Herstellung siehe Ölauszüge Grundrezept Seite 18)
20 g Weihrauch (Boswellia serrata)
20 g Bienenwachs
5 Tr. ätherisches Öl Wintergrün
5 Tr. ätherisches Öl Weihrauch

Das Johanniskrautöl und den Weihrauch immer wieder sanft erwärmen, bis sich der Weihrauch aufgelöst hat. Dann nach Grundrezept Salbe weiter vorgehen. Zum Schluss die ätherischen Öle in die lauwarme Salbe einrühren und abfüllen.

Brand- und Insektenstichgel

Anwendbar bei (leichtem) Sonnenbrand und Insektenstichen.

40 g Ringelblumentinktur (Herstellung s. Tinkturen Grundrezept Seite 25)

25 g Johanniskrauthydrolat oder -tinktur (Herstellung s. Tinkturen Grundrezept Seite 25)

20 g Aloe Vera Gel (Apotheke oder Rohstoffhändler – kein Gel von der frischen Pflanze)

1,3 g Cosphaderm (Geldbildner)

6 Tr. ätherisches Öl Lavendel fein

Alles zusammen in ein sauberes Gefäß geben und so lange kräftig rühren, bis ein glattes Gel entsteht.

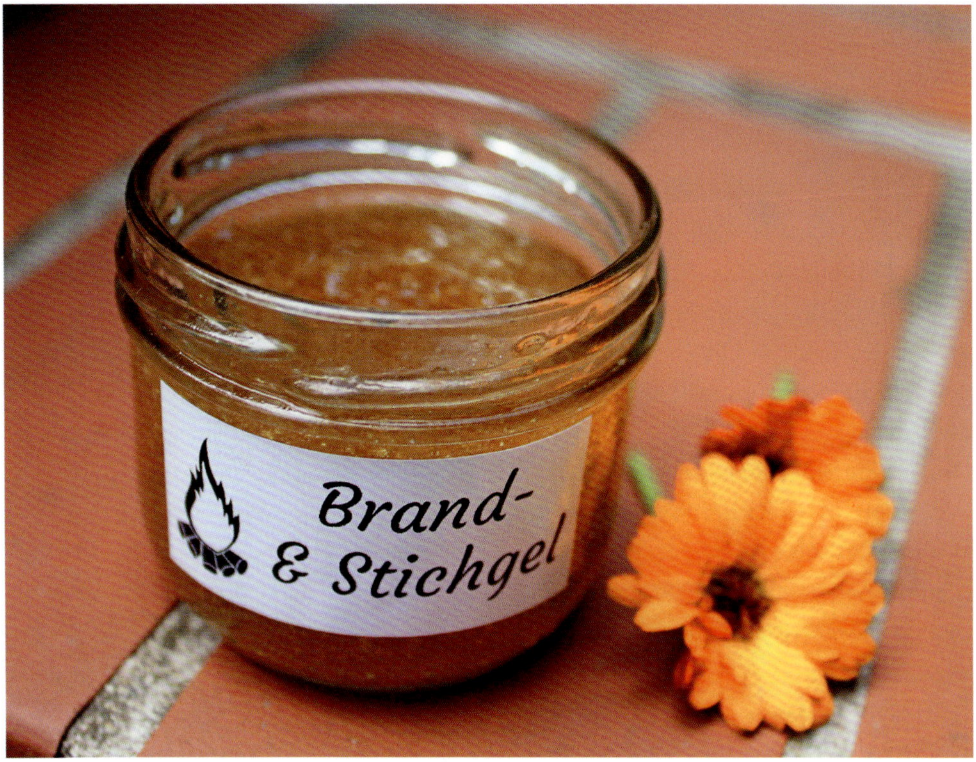

Kamille

Matricaria chamomilla

Volkstümliche Bezeichnungen

Apfelkraut, Gramillen, Haugenblume, Helmergen, Helmriegen, Herminzel, Kamelle, Kammerblume, Kuhmelle, Laugenblume, Mägdeblume, Mariamagdalenakraut, Muskatblume, Mutterkraut

Familie

Korbblütler (Asteraceae)

Beschreibung

Viele verbinden den Geruch und Geschmack der Kamille mit krank sein. Schon als Kind bekamen wir Kamillentee zu trinken, wenn uns übel war oder der Bauch schmerzte. Gemocht haben ihn wohl die wenigsten, geholfen hat er meistens.

Die Kamille liebt nährstoffreiche Böden und wächst oft am Rand von Äckern und Feldern, dort sollte sie aufgrund von Dünge- und Insektenschutzmitteln aber nicht gesammelt werden. Wer Glück hat findet sie am Wegesrand oder auf Wiesen. Wer sichergehen möchte und sich mit der Erkennung schwertut, siedelt sie am besten im Garten an. Dort braucht sie Sonne und nährstoffreichen Boden und ist ansonsten ein genügsamer Gast.

Wer keinen eigenen Garten hat und auch keine echte Kamille findet, sollte die Augen nach der strahlenlosen Kamille offenhalten, ihre Inhaltsstoffe sind bis auf das hoch wirksame Azulen gleich. Damit ist sie zwar nicht so heilkräftig wie die echte Kamille, aber im Zweifel eine kleine Alternative.

Genutzt werden die voll erblühten Blüten und Blätter (weniger) und können frisch oder getrocknet verwendet werden. Die Kamille teilt mit der Schafgarbe eine Besonderheit: ihr blaues ätherisches Öl. Wer eine Destille hat, sollte sie unbedingt einmal destillieren. Zu sehen, wie das blaue Öl sich auf dem Destillat absetzt, ist wirklich faszinierend.

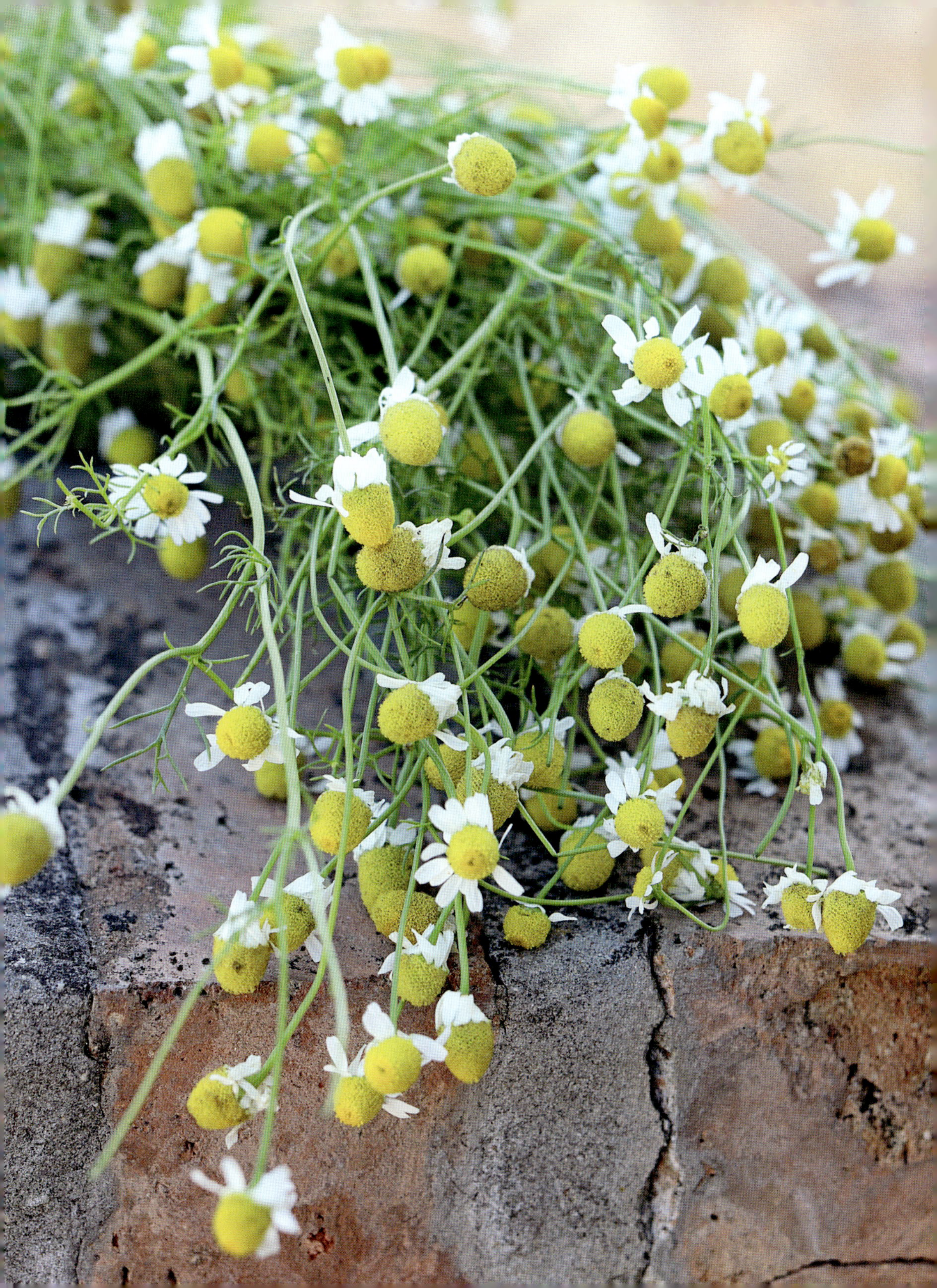

Verwendung

Tee, Tinktur, Hydrolat, ätherisches Öl, Ölauszug
Die getrockneten Kamillenblüten mit heißem Wasser übergießen (1 TL auf 1 Tasse) und abgedeckt 8–10 Minuten ziehen lassen. 3–4 Tassen pro Tag bei akuten Krankheiten darf man trinken. Auch zu Inhalationen sind Kamillenblüten ein Mittel der ersten Wahl. Die immer noch verbreitete Annahme, Kamille dürfte man für Augenkrankheiten wie Bindehautentzündungen verwenden, ist mit Vorsicht zu genießen, denn sie kann allergische Reaktionen auslösen und Schwebeteilchen des Tees können zu weiteren Entzündungen am Auge führen.
Wer keine echte Kamille oder strahlenlose Kamille findet, sollte auf getrocknete Drogen aus der Apotheke zurückgreifen.

Wirkungsweise innerlich

- beruhigend
- entzündungshemmend
- entkrampfend
- krampflösend
- menstruationsregulierend
- schmerzlindernd
- wundheilend

Wirkungsweise äußerlich

- antibakteriell
- austrocknend
- entzündungshemmend
- reinigend
- schmerzstillend
- tonisierend

Anwendungsbereiche

- Akne
- Bauchkrämpfe (Magen, Darm)
- Brechreiz
- Darmentzündung
- Durchfall
- Entzündungen
- Erkältung
- Husten
- Magenschleimhautentzündung
- Nebenhöhlenentzündung
- Neuralgien
- Reizdarm
- Schnupfen
- Verdauungsprobleme
- Wunden

Inhaltsstoffe

Ätherisches Öl, Apiin, Azulen, Bisabolol, Bitterstoffe, Borneol, Chamazulen, Farnesol, Flavonoide, Gerbstoffe, Gerbsäure, Harz, Herniarin, Hyperosid, Magnesium, Oleanolsäure, Oxycumarine, Salicylate, Salizylsäure, Schleimstoffe, Schwefel, Thujon, Umbelliferon, Werg

Verwendete Pflanzenteile

Blüten, Kraut

Erntezeit

Mai – August

Varianten

strahlenlose Kamille, Hundskamille
Die Hundskamille oder falsche Kamille ist für Heilzwecke nicht nutzbar. Ihr fehlt es nicht nur am typischen Duft, sondern auch an ihren wertvollen Inhaltsstoffen.

Hinweise/Warnungen

Vorsicht bei Allergien gegen andere Korbblütler (Kreuzallergien). Verwechslungen mit anderen Arten sind möglich.

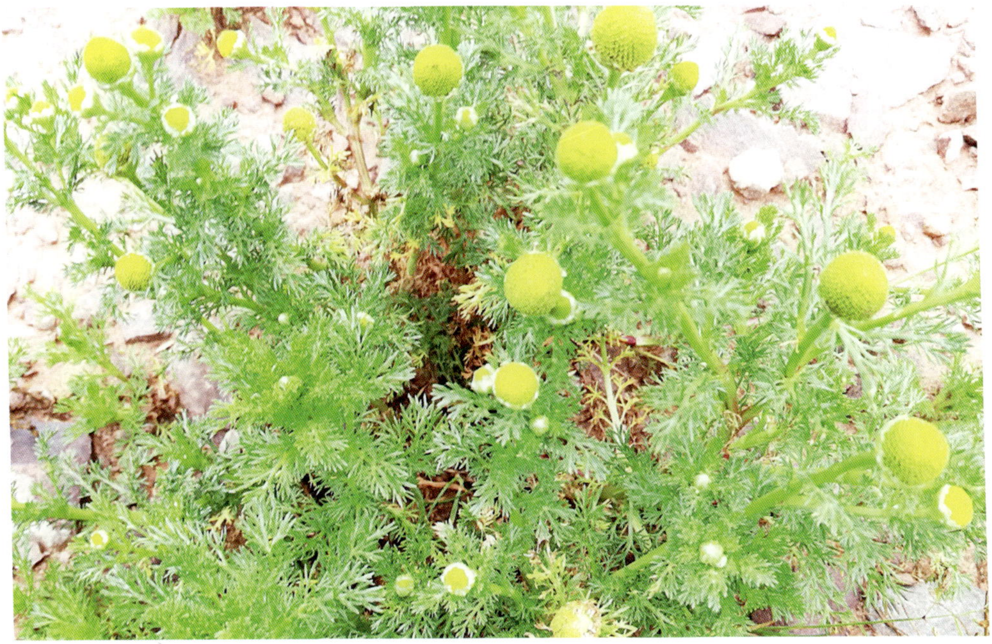

Strahlenlose Kamille

Kräuter-Mundspülung

Gegen Entzündungen der Mund- und Rachenschleimhäute

50 ml Salbeitinktur (Herstellung s. Tinkturen Grundrezept Seite 25)

50 ml Kamillentinktur (Herstellung s. Tinkturen Grundrezept Seite 25)

Beides in eine Flasche geben und bei darf einen Esslöffel auf ein halbes Glas Wasser geben und den Mund damit spülen oder bei Bedarf gurgeln, dann wieder ausspucken.

Lippenpflege (4 Pflegestifte)

Pflegt raue Lippen, heilt leichte Risse, schützt vor Kälte und bewahrt vor Austrocknung bei trockener Luft.

10 g Kamillenöl (Herstellung s. Ölauszüge Grundrezept Seite 18)

6 g Bienenwachs

6 g Kakaobutter

4 Tr. ätherisches Öl Römische Kamille

Das Bienenwachs im Wasserbad sanft schmelzen, das Kamillenöl langsam dazu geben. Ist alles gleichmäßig flüssig, von der Wärme nehmen, die Kakaobutter dazugeben und rühren, bis diese aufgelöst ist. Zum Schluss das ätherische Öl dazu geben und gut verrühren. In leere Lippenpflegestifthülsen füllen, abkühlen lassen, beschriften und verschließen.

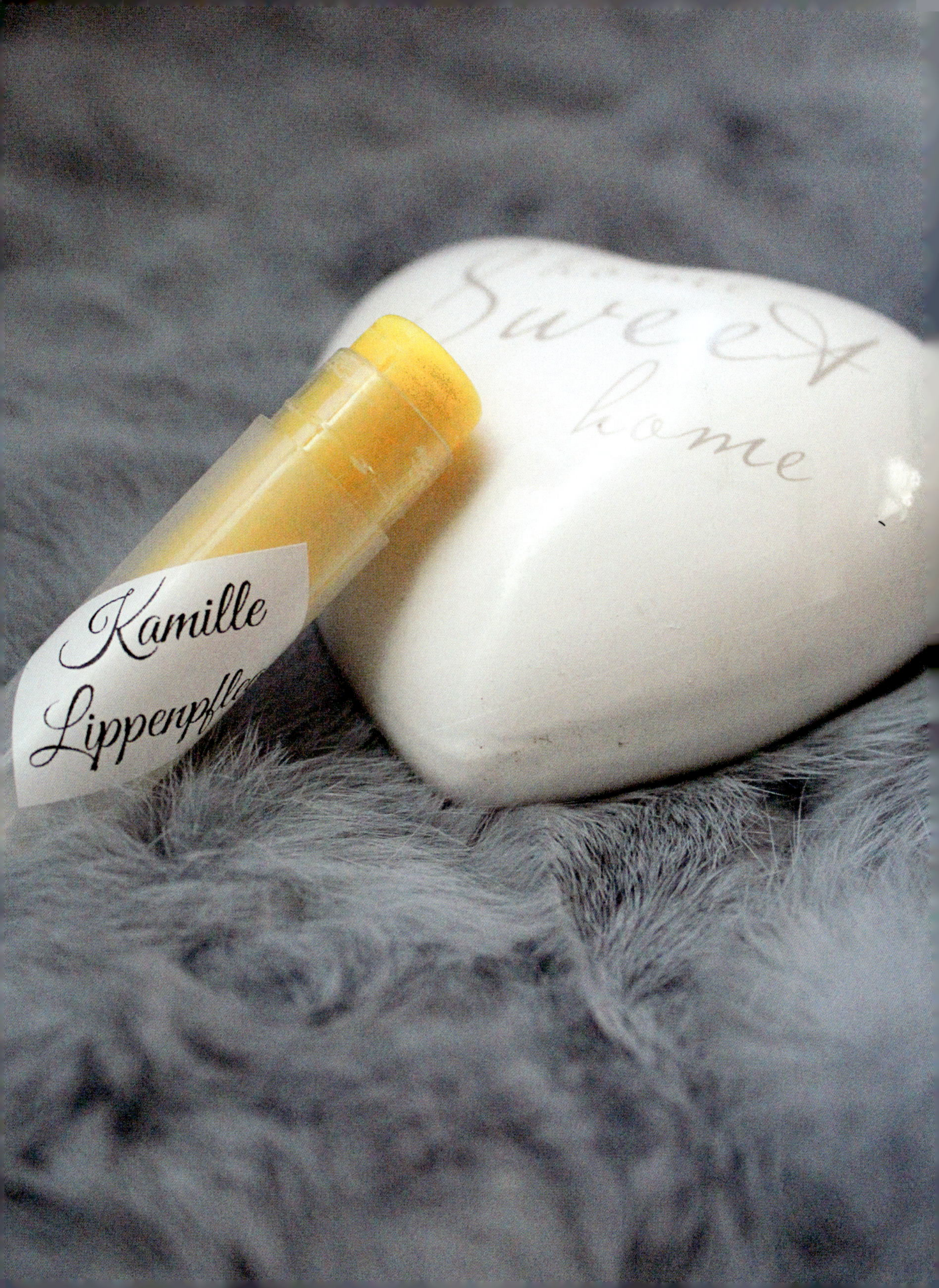
Kamille
Sweet
home

Kapuzinerkresse

Tropaeolum majus

Volkstümliche Bezeichnungen

Fenstergucker, Gelbes Vögerl, Kapuzinerli, Salatblume

Familie

Kapuzinerkressengewächse (Tropaeolaceae)

Beschreibung

Sie ist nicht nur außergewöhnlich und sehr hübsch anzusehen, sie wächst auch einfach überall. Selbst im Vollschatten unter einer Hecke kann man sie noch anpflanzen. Solange sie regelmäßig Wasser bekommt, ist sie ansonsten recht anspruchslos und selbst auf dem Balkon kann sie jeder haben, dazu braucht es nicht einmal einen grünen Daumen.
Blätter und Blüten schmecken leicht scharf und können frisch in den Salat, Kräuterquark, Kräuterbutter und den Smoothie.
Sie ist unheimlich gesund und dabei auch noch richtig lecker.
Um sie auch um Winter verwenden zu können, lohnt es sich einen Essig mit ihren Blüten anzusetzen.
Dazu einfach hellen Essig (keine Essenz) in ein sauberes Glas oder eine Flasche und immer wieder Blüten hineingeben. Einfach so wie man sie hat, nach und nach dazugeben. Immer wieder gut schütteln und schon nach wenigen Tagen kann man sehen, wie der Essig sich rot verfärbt. Wer mag kann auch Blätter dazu geben. Wir allerdings essen die Blätter gerne frisch und geben sie deshalb nicht dazu. Es spricht aber nichts dagegen, beides zu verwenden. Insgesamt sollte der Essig 4 bis 6 Wochen ziehen, bevor er abgeseiht wird.
Dieser Essig schmeckt auch im Sommer in eiskaltem Mineralwasser sehr lecker. Klingt komisch? Einfach mal probieren. Erfrischender und gesünder als Limonade. Und wenn es unbedingt süßer sein soll, fügt man etwas flüssigen Honig oder Agavendicksaft hinzu.

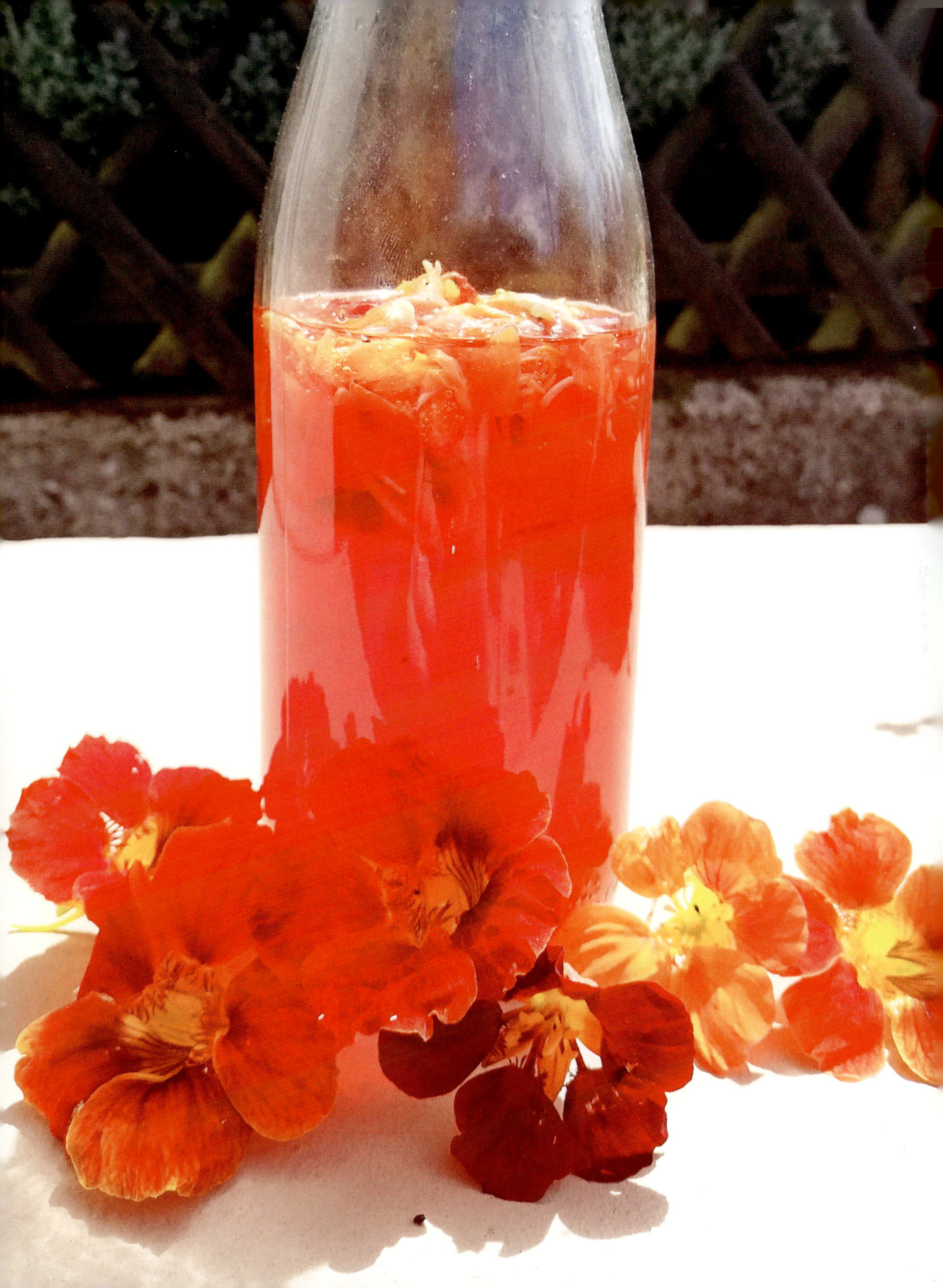

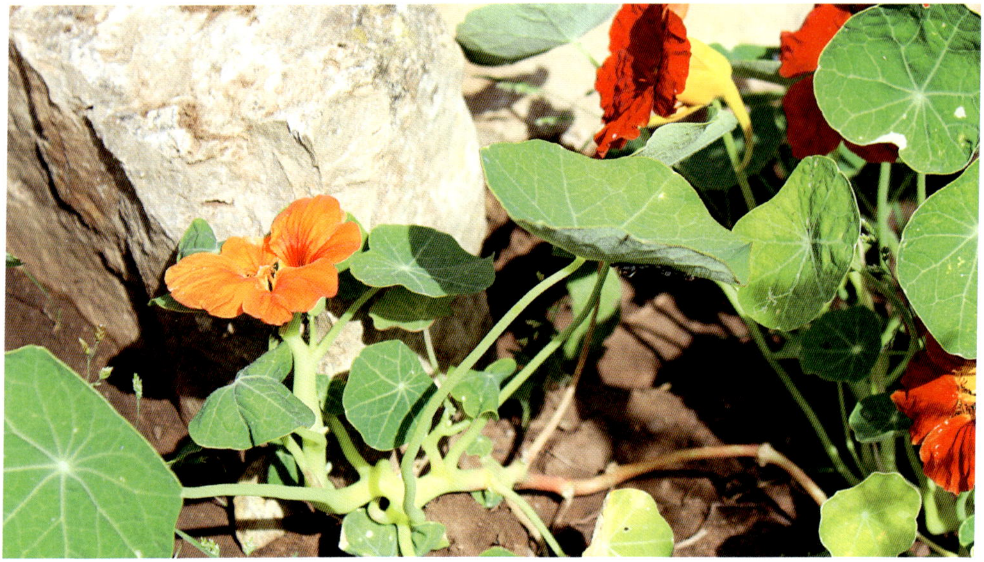

Verwendung

Tee, Tinktur, Essig, Kräuterhonig, Oxymel

Wirkungsweise innerlich

- anregend
- antibiotisch
- blutreinigend
- fungizid
- menstruationsfördernd
- schleimlösend

Wirkungsweise äußerlich

- entzündungshemmend
- pilztötend
- wundheilungsfördernd

Anwendungsbereiche

- Atemwegsinfekte
- Blasen- und Harnwegsinfekte
- Bronchitis
- Erkältungskrankheiten
- Husten
- kühlende Wundauflage

Inhaltsstoffe

Ätherisches Öl, Benzylsenföl, Enzyme, Glykoside, Kleesäure, Myrosin, Schwefel, Vitamin C

Hinweise / Warnungen
Übermäßiger Verzehr kann zu Reizungen des Magen-Darm-Traktes führen. Nicht geeignet für Kinder unter 4 Jahren, bei Nierenerkrankungen, bestehenden Magen-Darm-Geschwüren, in der Schwangerschaft und Stillzeit.

Verwendete Pflanzenteile
Blüten, Blätter, Knospen (in der Küche, als Kapernersatz)

Erntezeit
Mai – August

Kapuzinerkresse-Oxymel (Sauerhonig)

Pur oder mit Wasser verdünnt einnehmen. Im Sommer mit kaltem Mineralwasser ein herrlicher gesunder Limonadenersatz. Kühl und dunkel lagern.

300 g Honig
100 g Kapuzinerkresse-Essig

Gut vermischen und in ein sauberes Glas füllen.

Buntes Kräutersalz

Nach Belieben um weitere Kräuter ergänzen und so nach Geschmack herstellen.

4 Teile Kapuzinerkresse, Blüten und Blätter, frisch
1 Teil grobes Steinsalz

Gewaschene, abgetrocknete Kräuter mit dem Salz in den Mixer geben, fein mixen und die feuchte Masse auf ein Backblech streichen. Bei 40–50 °C in den Backofen geben (Holzkochlöffel in die Tür klemmen). Mehrmals durchmischen während der Trocknungszeit. Durchgetrocknet im Mixer pulverisieren. In Gläser füllen, beschriften und gut verschließen.

Lavendel, Echter

Lavandula angustifolia/Lavandula officinalis

Volkstümliche Bezeichnungen

Schmalblättriger oder Kleiner Lavendel

Familie

Lippenblütler (Lamiaceae)

Beschreibung

Der Echte Lavendel kommt ursprünglich aus dem Mittelmeerraum, doch schon seit vielen Jahren ist er auch in unseren Gärten und Balkonen nicht mehr wegzudenken. Meist steht er dort zur Zierde, wobei immer mehr Menschen ihn auch als wundervolle Heilpflanze kennen und lieben lernen. Er gedeiht am besten in voller Sonne, mag es trocken und ein wenig sandig. Auf dem Balkon wie auch im Garten ist er recht anspruchslos. Im Garten übersteht er normal kalte Winter, auf dem Balkon sollte er gegen Frost geschützt werden. Er kann aus Samen oder per Steckling gezogen werden. Die Lavendelpflanze wird ca. 100 cm hoch und verholzt mit den Jahren im unteren Bereich. Junge Blätter sind silbrig-grün, ältere grün.

Verwendung

Bei innerer Unruhe, Einschlafproblemen oder Stress verwendet man Lavendel direkt als Tee oder Tinktur. In Öl ausgezogen ergibt er ein herrlich entspannendes Massageöl oder findet Verwendung in Salbe oder Lippenpflege. In Essig ausgezogen ist er ein wunderbarer Ersatz für herkömmlichen Weichspüler in der Waschmaschine. Wer eine Destille sein Eigen nennen darf, kann herrlich duftendes Hydrolat selbst destillieren. Wird er in voller Blüte geerntet und vor der Destillation getrocknet, erhält man mit einer Destille in 2 l Größe sogar etwas ätherisches Öl. Hydrolat und ätherisches Öl sind vielseitig einsetzbar. Das Hydrolat eignet sich zum Beispiel sehr gut als Gesichtstoner bei unreiner und gereizter Haut. Lavendel ist vielseitig zu gebrauchen: Mit Zucker getrocknet süßt er Desserts und Torten, als Sirup verfeinert er Sekt oder Wasser und als Betthupferl ist ein Likör eine leckere Alternative zur Tinktur.

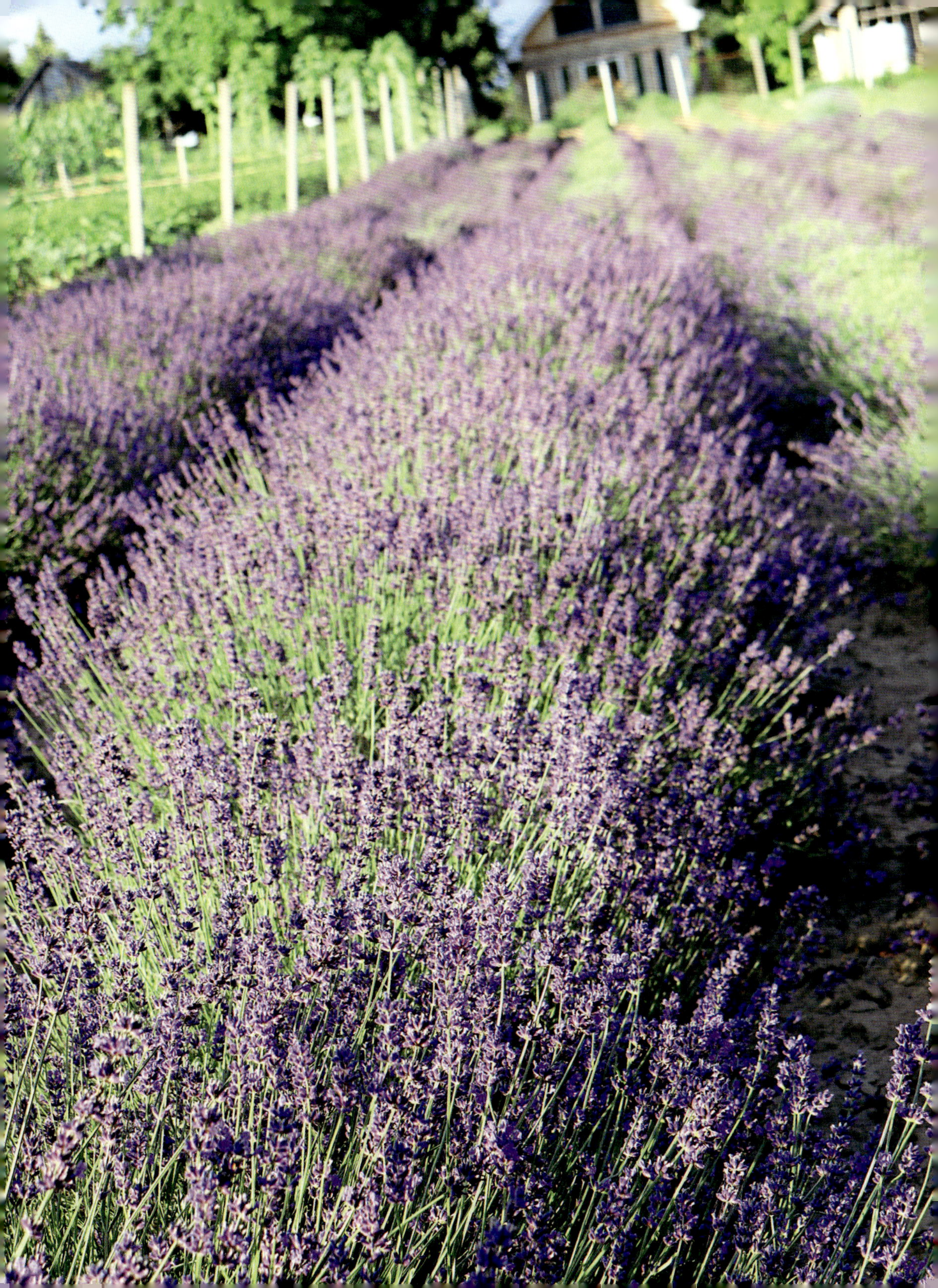

Wirkungsweise innerlich

- abschwellend
- antiseptisch
- beruhigend
- entkrampfend
- entspannend
- schlaffördernd

Wirkungsweise äußerlich

- abschwellend
- entzündungshemmend
- juckreizstillend

Anwendungsbereiche

- Beruhigung
- Depressive Verstimmungen
- Ein- und Durchschlafstörungen
- Entspannung
- Innere Unruhe
- Insektenstichen
- Migräne
- Nervenstärkung
- Schlafförderung
- Schwindel
- Spannungskopfschmerzen
- Stress
- Verdauungsbeschwerden
- Wetterfühligkeit

Inhaltsstoffe

Ätherische Öle, Flavonoide, Kumarine, Lippenblütlergerbstoff, Phytosterole, Saponine

Verwendete Pflanzenteile

Blüten, ätherisches Öl

Erntezeit

Juli – August (in voller Blüte)

Varianten

Schopflavendel (Lavandula stoechas), Speik-Lavendel (Lavandula latifolia) und Lavandin (Lavandula x intermedia)

Hinweise/Warnungen

Lavendel kann allergische Reaktionen auslösen. Vor allem das ätherische Öl kann bei empfindlichen Menschen zu Allergien und bei zu hoher Dosierung zu Hautreizungen führen. Ansonsten kommt es beim echten Lavendel nur selten zu Nebenwirkungen.
Vorsicht geboten ist bei anderen Lavendelarten wie Schopf- und Speik-Lavendel. Diese können neurotoxisch, abtreibend, leberschädigend sowie krampfauslösend wirken.

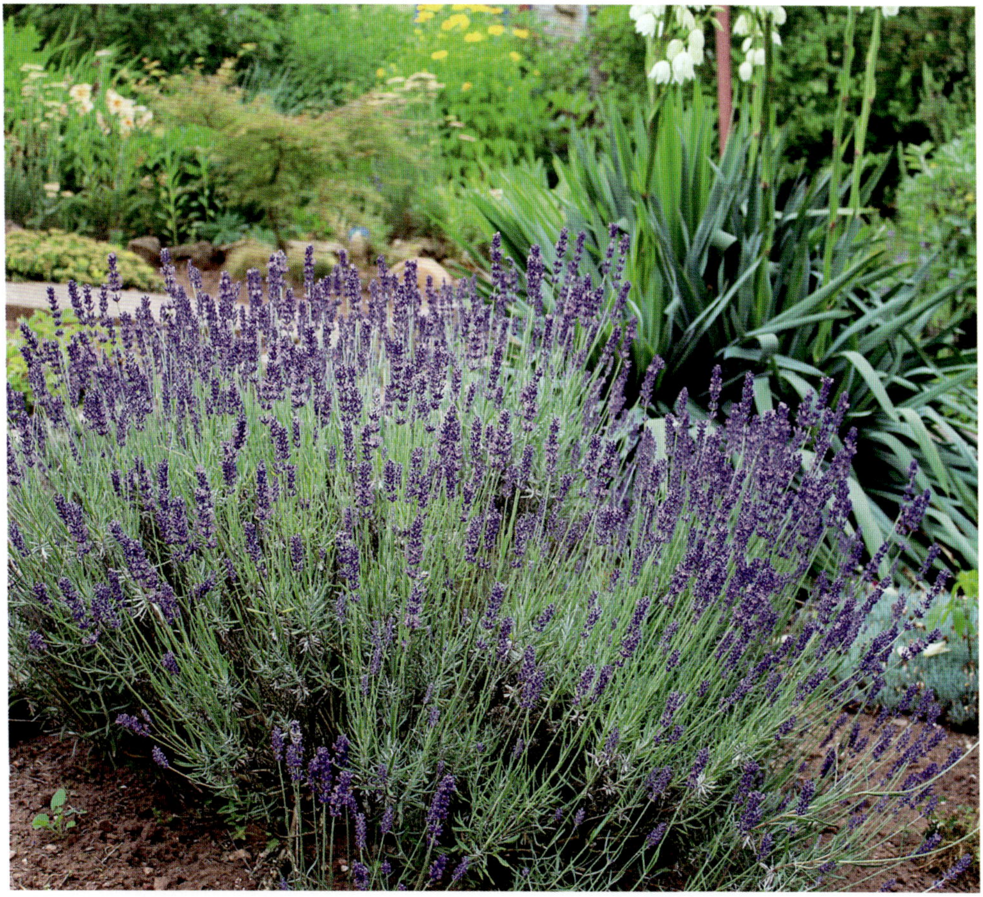

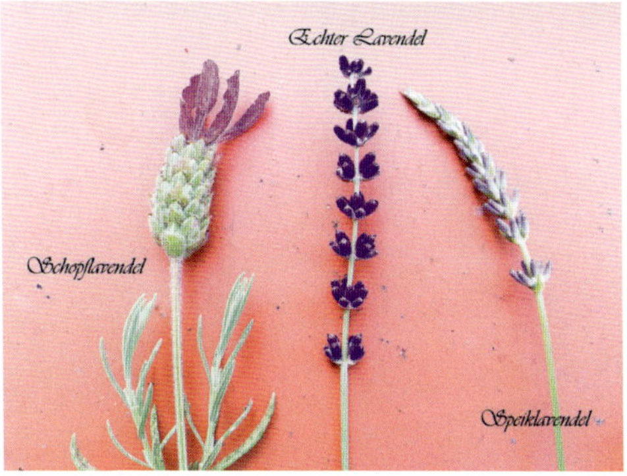
Echter Lavendel
Schopflavendel
Speiklavendel

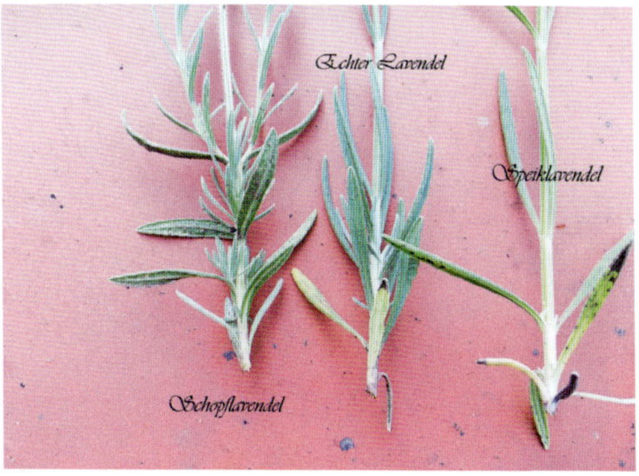
Echter Lavendel
Speiklavendel
Schopflavendel

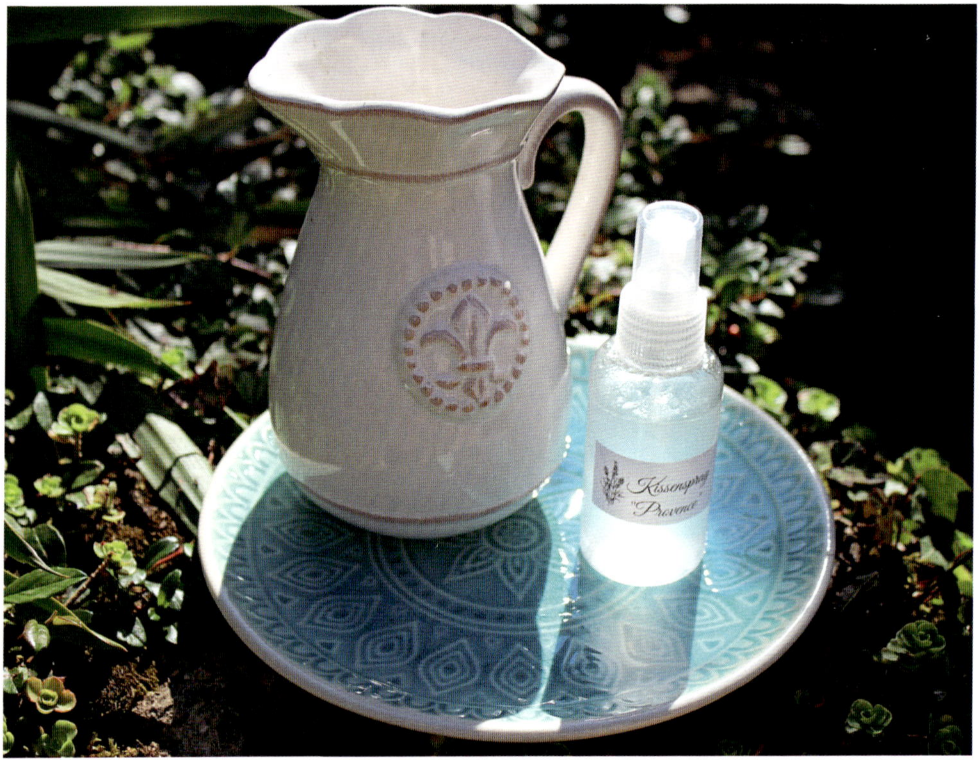

Kissenspray Schlaf schön

Eine Stunde vor dem Schlafen gehen aufs Kopfkissen sprühen und von Lavendelfeldern in der Provence träumen.

80 ml Lavendel Hydrolat

20 ml Lavendel Tinktur (Herstellung s. Tinkturen Grundrezept Seite 25)

10 Tr. ätherisches Öl Lavendel fein

Alles in eine 100 ml Sprühflasche geben, schütteln, fertig.

Lavendel-Deoroller

100 ml destilliertes Wasser
2 TL Stärke
2 TL Natron
10 Tr. Biokons neo (Konservierer)
5 Tr. ätherisches Öl Salbei
10 Tr. ätherisches Öl Lavendel fein

Destilliertes Wasser und die Stärke im Becherglas gut verrühren, kurz aufkochen. Unter Rühren abkühlen lassen, Natron, Konservierer und ätherische Öle gut einrühren und in einen desinfizierten Deoroller einfüllen. Hält sich auch im warmen Bad mehrere Wochen lang.

Lavendelsalbe

Bei Ein- und Durchschlafproblemen, Nervosität, Unruhe, Stress und Insektenstichen.

100 ml Lavendelöl (Herstellung s. Ölauszüge Grundrezept Seite 18)
5 Tr. ätherisches Öl Lavendel fein
10 g Bienenwachs

Herstellung siehe Salben Grundrezept Seite 32.

Lavendel-Likör

Dank der tollen Farbe nicht nur kulinarisch, sondern auch optisch ein Highlight.

2 Hände voll frische Lavendelblüten
1 Bio Zitrone, in Scheiben
1 Handvoll weißer Kandis
ca. 600 ml Doppelkorn oder Wodka

Lavendel, dann die Zitronenscheiben und den Kandis in eine Flasche geben, mit Doppelkorn oder Wodka auffüllen und 4 Wochen hell, aber nicht in der Sonne ziehen lassen. Täglich schütteln nicht vergessen. Nach den 4 Wochen abseihen und genießen.

Löwenzahn, Gemeiner

Taraxacum officinale

Volkstümliche Bezeichnungen

Apothekenkraut, Apostelkraut, Bettpisser, Kuhblume, Laterne, Maiblume, Pfaffenblume, Pusteblume

Familie

Korbblütler (Asteraceae)

Beschreibung

Der Löwenzahn kommt in Europa, Nordafrika, Asien und zwischenzeitlich auch in Nordamerika vor. Er wächst gern in Wiesen und Äckern, am Wegesrand und im Garten, wo er nicht so gerne gesehen ist und sich schnell verbreitet. Der Röhrenstängel wird 10–30 cm hoch, sein weißer Milchsaft macht braune Flecken. Je Stängel wächst ein gelbes Blütenkörbchen. Die Blattrosette im Frühjahr ist noch ohne Stängel. Die Samen sind eigentlich Früchte mit weißer Haarkrone, der wie ein Federbällchen aussieht, sie werden durch Wind weit verbreitet.

Werden die Blüten gepflückt, müssen sie gleich verarbeitet werden, denn sie samen sehr schnell aus. Ernten kann man die jungen Blätter im Frühjahr, wenn sie noch mild schmecken, später haben sie mehr Bitterstoffe und sind dann bitter. Am besten pflückt man sie noch vor der Blüte.

Wann die beste Erntezeit für die Blüten ist, ist offensichtlich, denn mit einem Schlag sind viele Wiesen gelb vor Blütenköpfen. Sie werden gerne für den „Löwenzahnhonig" gesammelt, der eigentlich kein Honig ist, sondern ein starker Sirup mit Zucker. Man kann ihn auch direkt mit Bienenhonig ansetzen, wer diesen bevorzugt. Kettenstock nannten die Iren den Löwenzahn und setzten ihn als Allheilmittel ein.

Während Fasten- und Entgiftungskuren im Frühjahr und bei Diäten dient er heute zur Entschlackung. Zusammen mit anderen Kräutern wie jungen Birkenblättern, Brennnessel, Gundermann und Ingwer hilft er hervorragend bei der Ausscheidung von Giftstoffen und Wasseransammlungen.

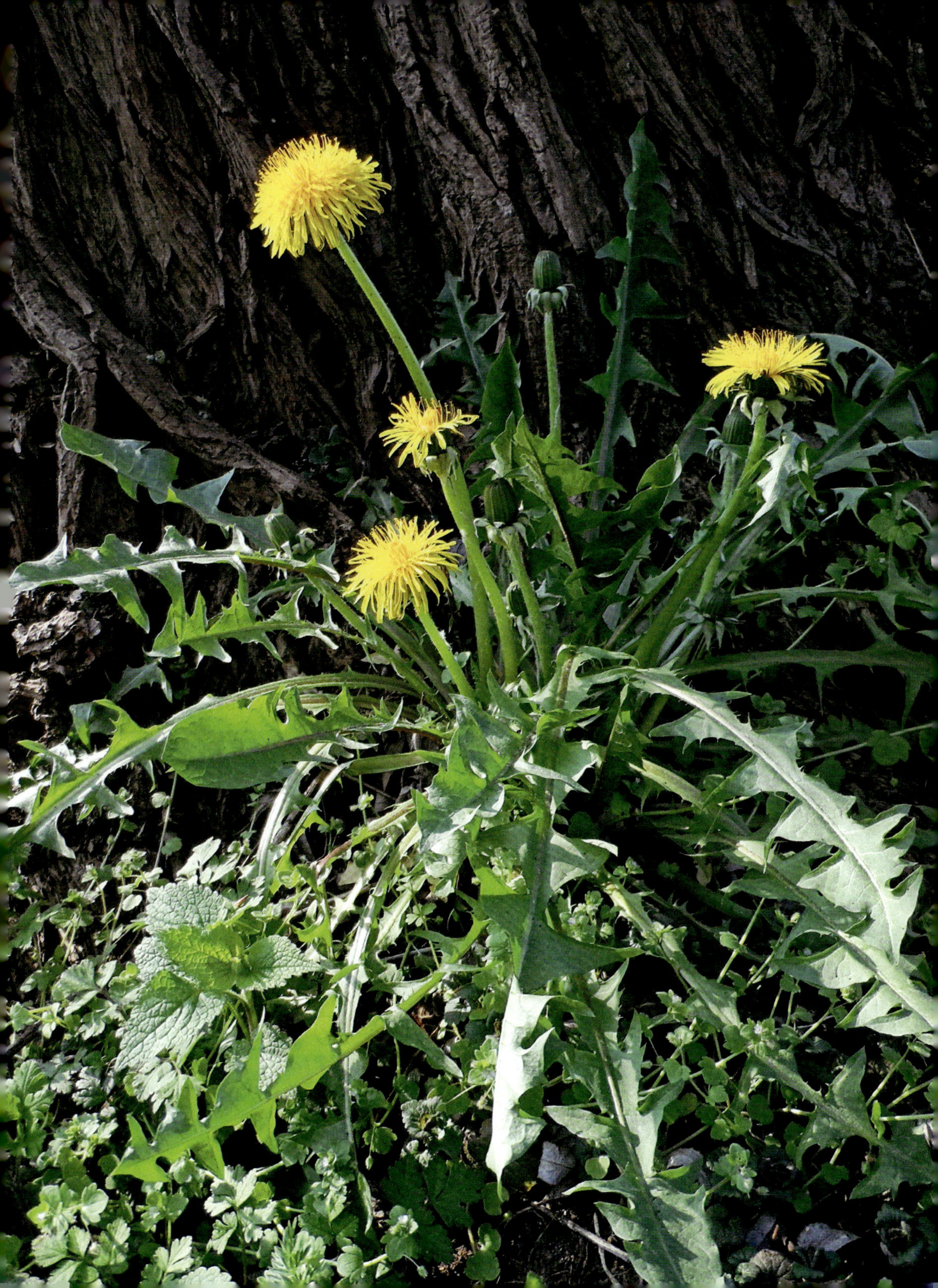

Verwendung

Tee, Tinktur, Saft, Sirup, Smoothie. Die Wurzeln werden ausschließlich im Frühjahr vor dem Aufstängeln oder im Herbst nach dem Rückzug der Wetter geerntet. Man wäscht sie gründlich mit klarem Wasser ab, bürstet vorsichtig anhaftende Erde ab, schneidet Blätterreste weg. Die Wurzel wird dann anschließend in Stücke geschnitten und gut durchgetrocknet oder sofort verwendet z.B. für Tinktur.
Sie wurde früher getrocknet, geröstet und gemahlen und als Kaffeeersatz genutzt, manche trinken ihn auch heute noch. Er wird wie normaler Kaffee gekocht und mit Milch versetzt getrunken. Menschen mit empfindlichen Magen sollte man Löwenzahnblattsaft oder auch Löwenzahnheilmittel lieber nach dem Essen geben.
Zum Trocknen kann die Wurzel auch aufgefädelt und an einem schattigen, luftigen Platz oder im Backofen bei maximal 50 °C (einen Kochlöffel in die Backofentüre einklemmen) getrocknet werden. Wurzel und Blüten und Blätter bitte getrennt aufbewahren.
Eine gewisse krebshemmende Wirkung wurde in Invivo-Studien bestätigt.

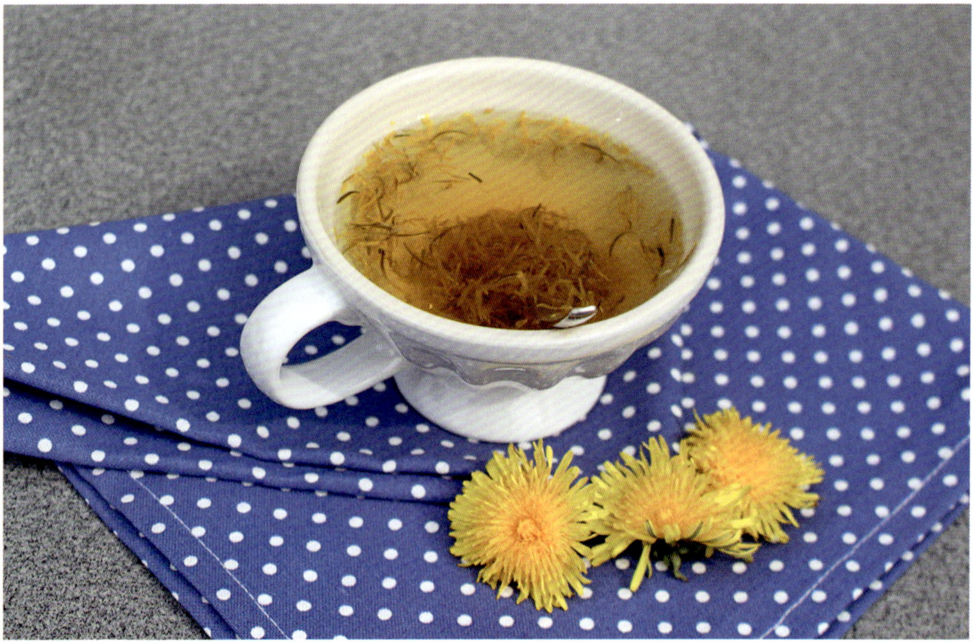

Wirkungsweise innerlich

- abführend (leicht)
- appetitanregend
- anregend für die Bauspeicheldrüse
- belebend
- blutreinigend
- entblähend
- entgiftend
- entkrampfend
- entwässernd
- entzündungshemmend
- gallensaftanregend
- harntreibend
- kräftigend
- nierenanregend
- sekretfördernd
- stoffwechselanregend
- verdauungsfördernd (besonders im oberen Magen-Darm-Trakt)

Wirkungsweise äußerlich

- reinigend und klärend
- wundheilungsfördernd

Anwendungsbereiche

- Atemwegsentzündung
- Blähungen
- Darmgeschwür
- Diabetes (Wurzel)
- Durchfall
- Fettsucht
- Gicht
- Krampfadern
- Lebererkrankungen
- Magengeschwür
- Muskelentspannung
- Rheuma
- Tuberkulose
- Wassersucht
- Wundheilung

Inhaltsstoffe

Bitterstoffe, Carotinoide, Cholin, Glykoside, Inulin (vor allem in den Herbst-Wurzeln Mineralstoffe (Kalium), Schleimstoffe, Triterpene, Vitamine,)

Verwendete Pflanzenteile

Blätter, Blüten und Wurzeln

Erntezeit

Frühjahr, Sommer, Herbst

Verwechslung

Mit dem Huflattich (Blüten), dem Gefleckten oder Wiesen-Ferkelkraut.

Varianten

Leotodon hispidus, der Raue Löwenzahn hat ähnliche Heilwirkungen aber seine Wurzel enthält einen besonders hohen Anteil an Inulin, er wird ebenfalls als Kaffeeersatz angesehen.
Der Herbst-Löwenzahn, Leontodon autumnalis, blüht von Juli bis September mit nicht hohlem Stängel (wie der Gemeine Löwenzahn), wird höher, mit körbchenförmigen, halbrosettigen Blütenständen.

Hinweise/Warnungen

Der Milchsaft (Stängel, Blätter, Wurzeln) kann zu Kontaktallergien führen. Nicht verwenden bei bestehenden Lebererkrankungen, Magen- oder Darmgeschwüren, Gallensteinen, Verschluss oder Entzündung der Gallengänge.
Liegen Allergien gegen Korbblütler vor, können auch auf Löwenzahn, speziell auf die Blüten, Reaktionen auftreten.

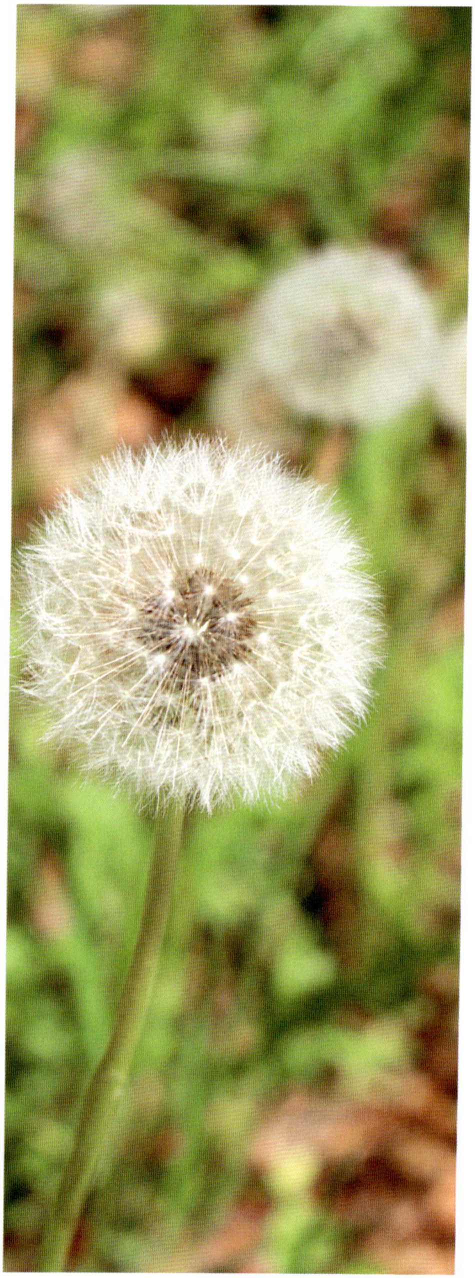

Löwenzahn-Tinktur

Aus den getrockneten oder auch frischen Pflanzenteilen wird die Tinktur angesetzt und ist ein gutes Gallemittel bei Entzündung der Gallenwege, ebenfalls nierenanregend und entwässernd.
Spätestens eine halbe Stunde vor den Mahlzeiten 10–20 Tr. davon verdünnt in lauwarmem Tee oder Wasser einnehmen, jedoch nicht mehr am Abend (harntreibend), bei empfindlichem Magen auch nach der Mahlzeit. Bei einer gestörten Kalziumaufnahme kann die Tinktur helfen (bitte ärztliche Rücksprache halten). Im Gegensatz zu den meisten anderen diuretisch wirkenden Kräutern, führt Löwenzahn nicht zu Kaliumverlust. Die Löwenzahnwurzel ist ein Einzelkommunikator für Calcium.

1 Handvoll frische oder etwas weniger getrocknete Wurzeln, gesäubert und kleingeschnitten

1 Handvoll Löwenzahnblätter, frisch oder etwas weniger getrocknet

1 Handvoll frische Löwenzahnblütenblätter, wenn vorhanden

Weingeist oder Ansatzkorn, 70 Vol.-%

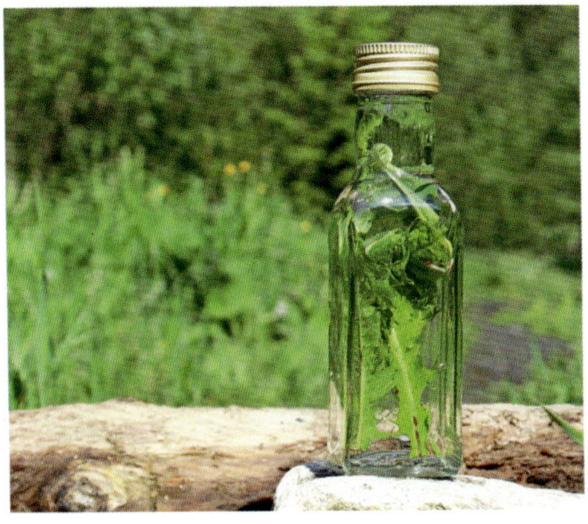

Die Pflanzenteile werden kleingeschnitten in ein Ansatzglas geschichtet, bis es etwa ¾ voll ist bei frischen Pflanzen oder 2/3 bei getrockneten (locker geschichtet).
Mit dem Alkohol auffüllen, verschlossen 3–4 Wochen an einem dunklen und zimmerwarmen Platz stehen lassen, täglich schütteln.
Durch einen Kaffeefilter filtern und in eine Dunkelglasflasche abfüllen, beschriften.
Haltbar 1–2 Jahre, am besten innerhalb 1 Jahr verbrauchen.

Löwenzahnhonig

Meist wird als Löwenzahnhonig nur der eingedickte, lange gekochte Sirup bezeichnet (für Veganer die geeignetere Methode). Dieser hier hier wird mit echtem Honig zubereitet weil durch das ewig lange Einkochen zum Eindicken auf Brotaufstrichkonsistenz die meisten guten Wirkstoffe, die der Löwenzahn mit sich bringt, einfach totgekocht werden. Darum empfehlen wir die folgende Methode:

3 Handvoll Löwenzahnblüten,

nur die ausgezupften und trockenen Blütenblätter

(wenn ein paar Gänseblümchen dazwischen geraten, gerne)

450 g Honig vom Imker des Vertrauens

(wer Löwenzahnhonig bekommen kann, nimmt diesen, aber auch Akazien- oder Lindenblütenhonig eignen sich sehr gut)

Die Löwenzahnblütenblätter abwechselnd mit dem Honig in ein Glas schichten, leicht umrühren, so dass keine Luft mehr darin enthalten und alle Blütenblättchen vom Honig ummantelt sind.
Verschließen und 3–4 Wochen lang an einem warmen aber eher lichtgeschützten Platz ziehen lassen, täglich das Glas wenden.
Danach kann man den Honig mitsamt den Blüten auf Brot oder auch pur genießen. Wer die Blütenblätter nicht darin mag, muss den Honig vorher durch ein Sieb filtern (evtl. an der Sonne oder Heizung kurz anwärmen, aber nicht mehr als 35 °C). Der Honig hält sich normalerweise mehrere Monate.

Tipp:

! Wer mag, fügt dem Ganzen noch eine in Stücke geschnittene Vanilleschote bzw. das ausgekratzte Mark hinzu und/oder die abgeriebene Schale 1 gewaschenen Bio-Zitrone (vor allem für den Geschmack)

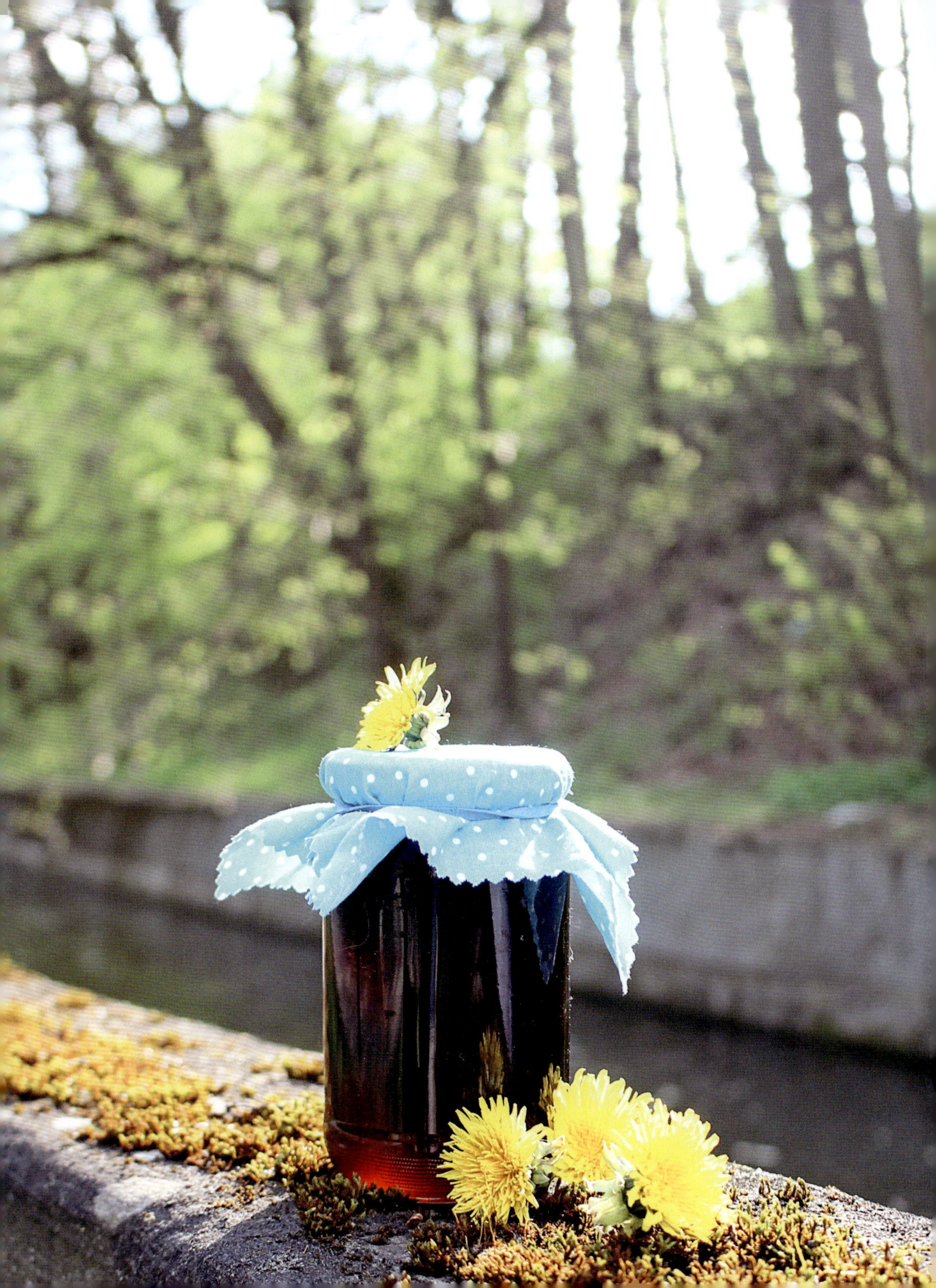

Mädesüß

Spireae ulmaria

Volkstümliche Bezeichnungen

Geistbart, Geschwulstkraut, Medkraut, Spierstaude, Wiesengeißbart, Wiesenkönigin, Wilder Flieder

Familie

Rosengewächse (Rosaceae)

Beschreibung

Das hochwachsende Mädesüß mit seinen duftenden, cremeweißen Blüten findet man meist an Bachläufen und Uferrändern oder Feuchtwiesen. Bereits die keltischen Druiden sollen sie als wichtige Heilpflanze geschätzt haben. Sie würzt(e) Met, den Honigwein, oder Kräuterbier. Der Name Mädesüß hat nichts mit Mädchen zu tun, wie leicht angenommen werden kann, sondern kommt von eben jenem Met. Gesammelt wird die blühende ganze Pflanze. Zum Trocknen hängt man sie in kleinen Büscheln auf und fängt mit einem Tuch herunterfallende Blüten auf. Vor der Verarbeitung aber immer die unweigerlich in den Blüten sitzenden zahlreichen Käfer flüchten lassen (einfach wie beim Holunder ausbreiten auf ein helles Tuch, nach etwa 1 Stunde sind sie in der Regel verschwunden). Die Wirkstoffe sitzen hauptsächlich in den Blüten, aber auch die Blätter und Wurzeln werden verwendet. Mädesüß wird vor allem bei Schmerzen verwendet, ob Kopf-, Gliederschmerzen oder Ischiasreizung, denn es enthält den Stoff als Vorstufe, der als Aspirintablette den Markt erobert hat. Dabei kann auch eine langfristige Einnahme vorgenommen werden (mit einer Einnahmepause von 3 Wochen nach 4 Wochen), denn Kräutermedizin aus Mädesüß hat nicht die Nachteile ihres synthetischen Nachbaus. Dafür weiß man aber auch nicht die genaue Menge der Wirkstoffe, welche die gesammelte Pflanze enthält, da jede einzelne individuell ist und auch abhängig vom Standort, Sammelzeit, Verarbeitung usw. Deshalb nimmt man lieber vorsichtig eine kleine Menge der Tinktur oder vom (sehr bitter schmeckenden) Tee ein und nimmt bei Bedarf nochmals etwas nach. Es dauert auch länger, bis es wirkt, als wenn man einfach eine Tablette nimmt. Doch besonders, wenn man öfters Schmerzmittel benötigt, können Mädesüß sowie Weiden-

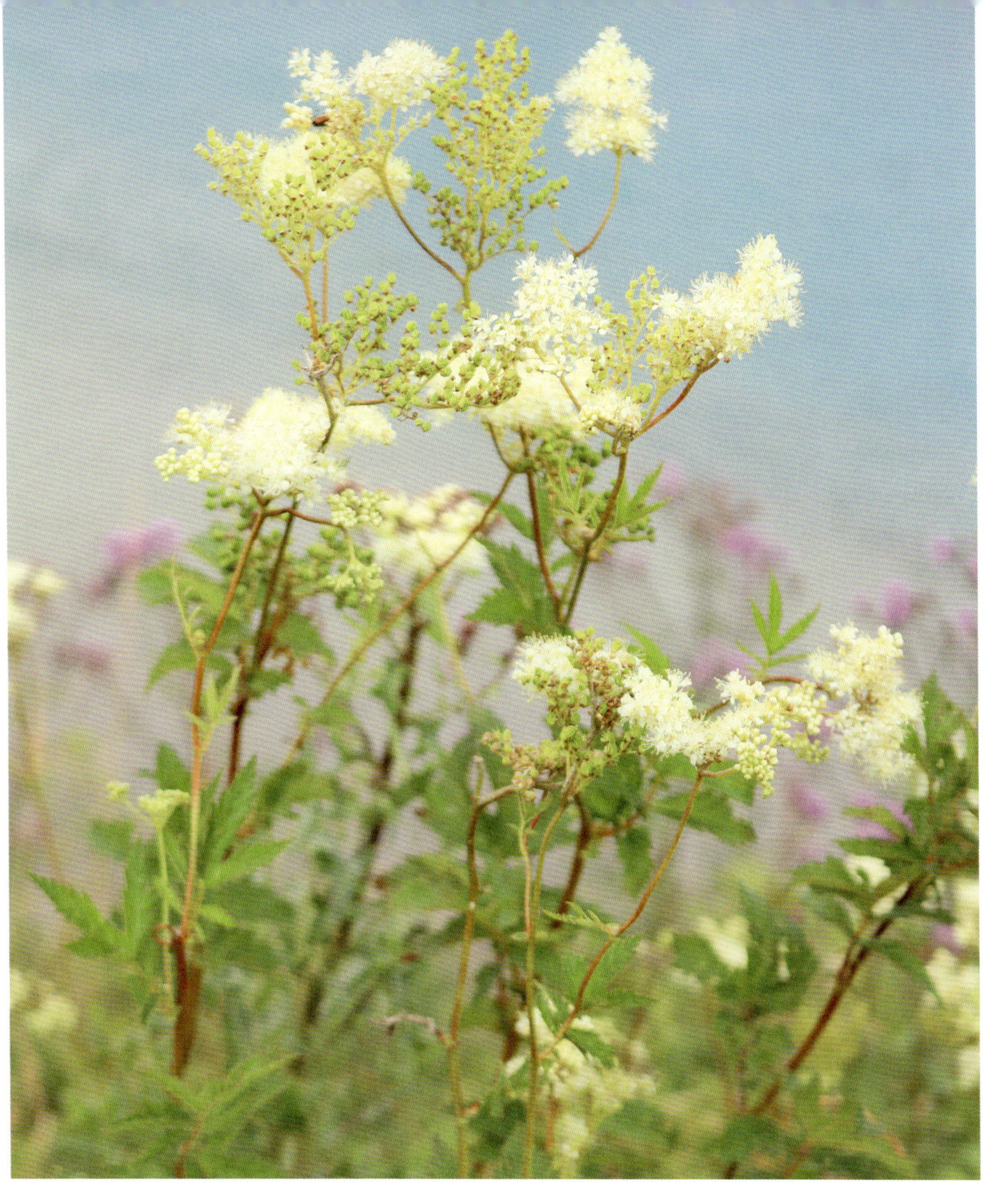

rinde eine gute und schonendere Alternative sein und reizen den Magen sehr selten. In der Küche können die jungen Blätter verwendet (auch sie sind schon recht bitter) und die Blüten zu Sirup oder Likör verarbeitet werden.

Verwendung

Tee, Tinktur, Absud für Umschläge

Wirkungsweise innerlich

- blutreinigend
- entgiftend
- entzündungshemmend
- fiebersenkend
- harntreibend
- magensäurereduzierend
- schmerzstillend
- schweißtreibend
- stoffwechselanregend

Wirkungsweise äußerlich

- entzündungshemmend
- reinigend
- schmerzlindernd
- wundheilungsfördernd

Anwendungsbereiche

- Erkältungskrankheiten
- Fieber
- Gicht
- Ischialgie
- Kopfschmerzen
- Ödeme
- Rheuma
- Schmerzen
- Wassersucht

Inhaltsstoffe

Ätherisches Öl, Flavonoide, Gaultherin, Gerbstoffe, Heliotropin, Kieselsäure, Phenolglykoside, Salizylsäureverbindungen, Salicylaldehyd, Spiraein, Terpene, Vanillin

Verwendete Pflanzenteile

Blüten, auch Blätter und Wurzeln

Erntezeit

Juni – August die Blüten und die oberen Triebspitzen, Frühjahr oder Herbst die Wurzeln

Verwechslungsgefahr

Holunder-, Weißdorn-, Gierschblüten

Hinweise/Warnungen

Bitte mit dem Arzt absprechen, ob eine Blutverdünnung sich durch die Einnahme negativ auswirken kann oder Nierenprobleme auftreten.

Kopfschmerztinktur

Bei Spannungskopfschmerzen und stressbedingtem Kopfschmerz. Bei Bedarf nimmt man 5–15 Tropfen in Wasser oder Tee oder auch direkt auf einem Stück Zucker ein. Nicht mehr als 30 Tr. am Tag, nur für Erwachsene und Jugendliche. Bei länger andauernden oder häufig auftretendem starken Kopfschmerz bitte zum Arzt gehen.

2 Handvoll frische Mädesüßblüten
1 EL Pfefferminzblätter, fein gehackt
oder 1 EL Pfefferminze oder Lavendelblüten
150–180 ml Trinkalkohol
oder Weingeist, 40 Vol.-%

In ein Ansatzglas schütten, mit dem Alkohol auffüllen und verschlossen 4 Wochen lang an einem warmen, lichtgeschützten Ort ausziehen, täglich kräftig schütteln. Durch einen Kaffeefilter laufen lassen und in Dunkelglastropfflaschen abfüllen. Haltbar 2 Jahre, wir empfehlen, die Tinktur innerhalb von 1 Jahr zu verbrauchen.

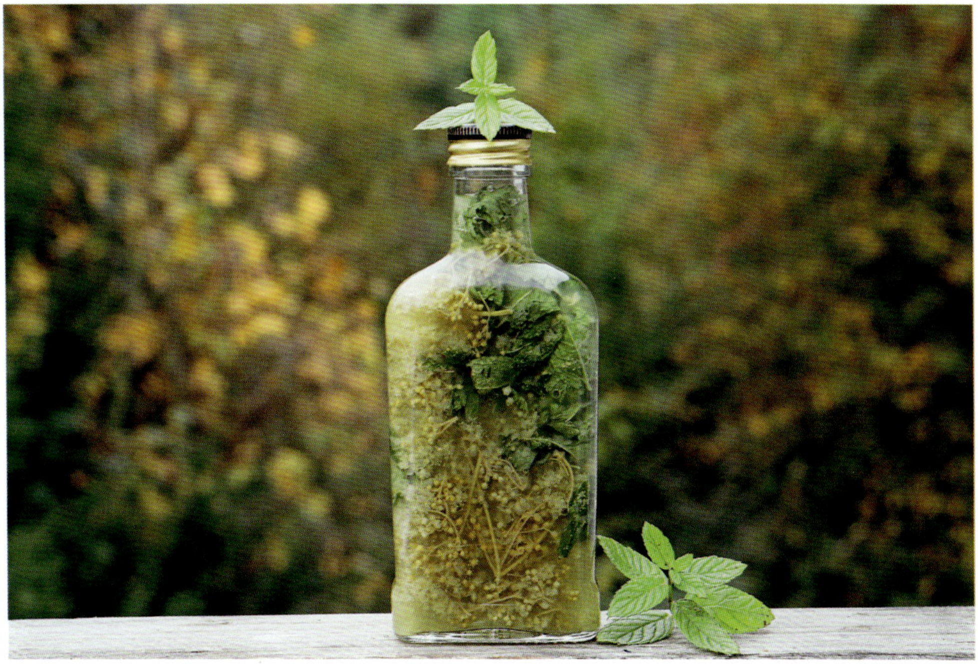

Mädesüß-Gesichtslotion

Bei unreiner, etwas fettiger Haut mit oder ohne Akne: desinfizierend, entzündungshemmend, zusammenziehend bei großen Poren und Mitessern, befeuchtend und pflegend. Nach der Reinigung 1–2-mal täglich 10–15 Tropfen auf einen angefeuchteten Wattebausch geben und Gesicht, Hals und Dekolleté damit abtupfen. Anschließend eine leichte, geeignete Pflege auftragen. Wer stark zu eiternden Pickel neigt, kann auch 1 TL Ringelblumenblütenblätter oder frisches, zerkleinertes Gundermannkraut zufügen.

2 Handvoll Mädesüßblüten und -blätter, frisch oder etwas weniger getrocknet
120 ml Grappa/Weingeist, 40 Vol.-%
50 ml Hamamelishydrolat
10 g Bienenhonig, flüssig
10 Tr. Ätherisches Öl Lavendel, fein (optional)
10 Tr. Ätherisches Öl Rosmarin (optional)

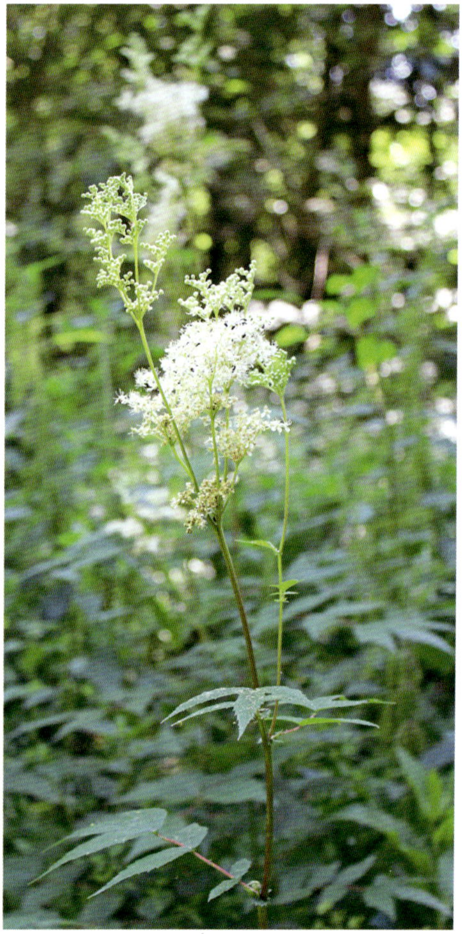

Das frische Mädesüß gut zerkleinern und in ein Ansatzglas geben. Mit dem Alkohol aufgießen und verschlossen 3 Wochen lang an einem warmen, lichtgeschützten Ort ausziehen, täglich kräftig schütteln. Danach durch einen Kaffeefilter laufen lassen und mit den restlichen Zutaten vermischen. Schütteln, bis der Honig sich aufgelöst hat.
Dunkel und kühl lagern, innerhalb von 1 Jahr verbrauchen.

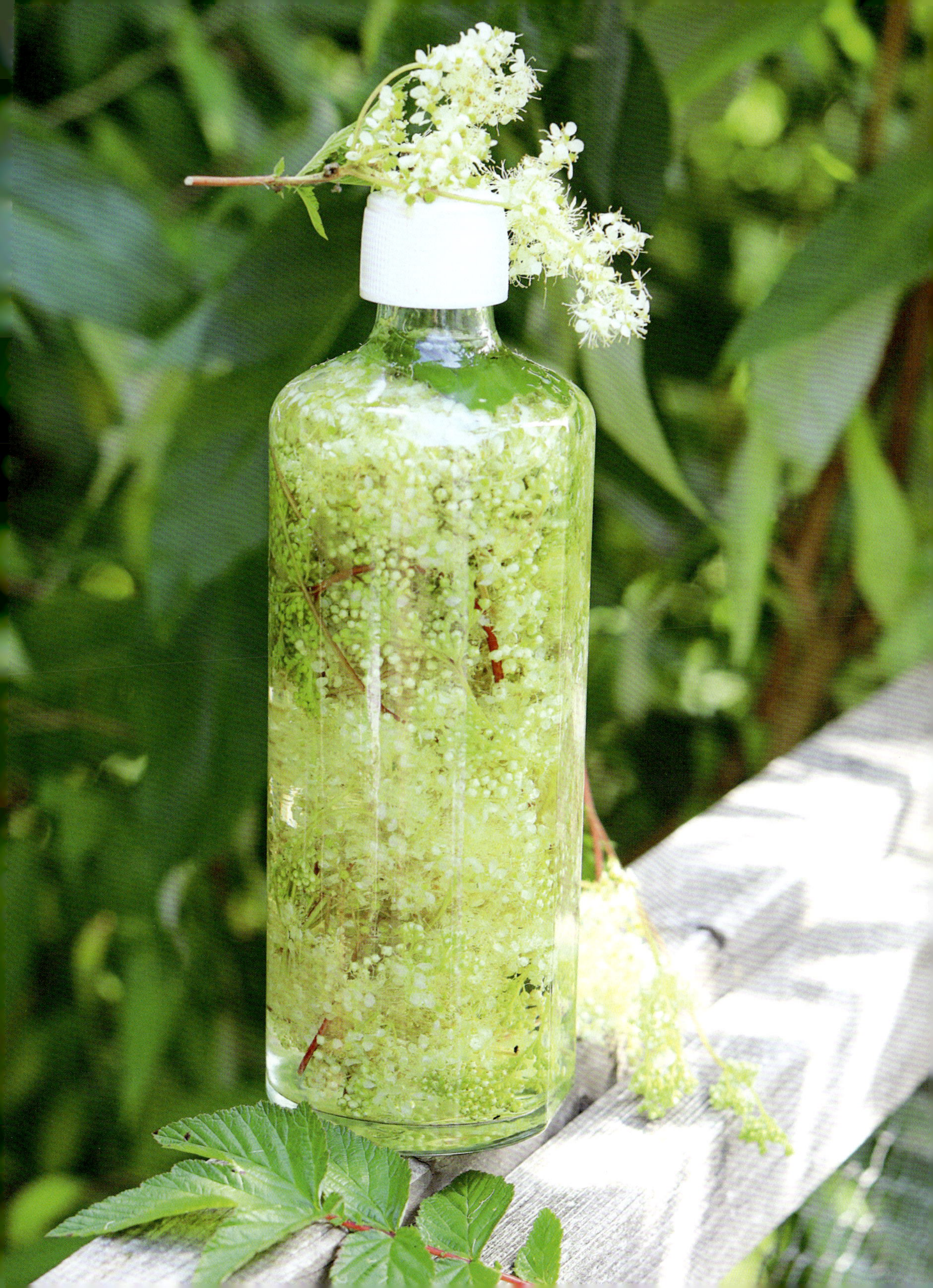

Melisse (Zitronenmelisse)

Melissa officinalis

Volkstümliche Bezeichnungen

Bienenfang, Frauenkraut, Gartenmelisse, Nervenkräutl, Nierenkraut, Riechnessel, Zitronenmelisse

Familie

Lippenblütler (Lamiaceae)

Beschreibung

Bei uns ist die Melisse nur kultiviert in Gärten zu finden, im Mittelmeerraum dagegen wächst sie wild. Sie lässt sich mehrmals im Jahr ernten, dabei auf warmes, trockenes Wetter achten. Die jungen Triebe schneiden, sofort an einem schattigen Platz trocknen, feuchte Blätter oder Triebe werden sonst schnell schwarz. Die Pflanze wächst schnell nach, wenn man knapp über den Boden die Triebe schneidet. Man erntet sie noch vor der Blüte, danach schmeckt sie nicht mehr so schön frisch und zitronig. Getrocknete Pflanzenteile sollen nicht mit Metall in Berührung kommen, deshalb nicht in Dosen aufbewahren. Schneidet man die Pflanze vor der Blüte kräftig zurück, kann man gut zweimal ernten. Im Frühjahr kann ausgesät oder im Herbst die Pflanze geteilt werden. Einmal Fuß gefasst, verbreitet sie sich sehr reichlich, manchmal sogar mehr als gewünscht. Doch ihre inneren Werte, vor allem das ätherische Öl, machen sie zu einem sehr wertvollen Helfer für unsere Gesundheit. Außerdem schmeckt sie lecker zum Beispiel in Likör, Eis-Sorbet, Sirup und sogar als Pesto.

Das ätherische Melissenöl ist sehr aufwändig in der Herstellung, daher wird im Handel gerne ein als „Melissenöl" bezeichnetes Öl der Citronella oder der Zitrone angeboten. Also bitte auf die genaue Bezeichnung der destillierten Pflanze achten! Nur verdünnt anwenden. In der Aromatherapie ein sehr beliebtes und vielseitig einsetzbares Öl.

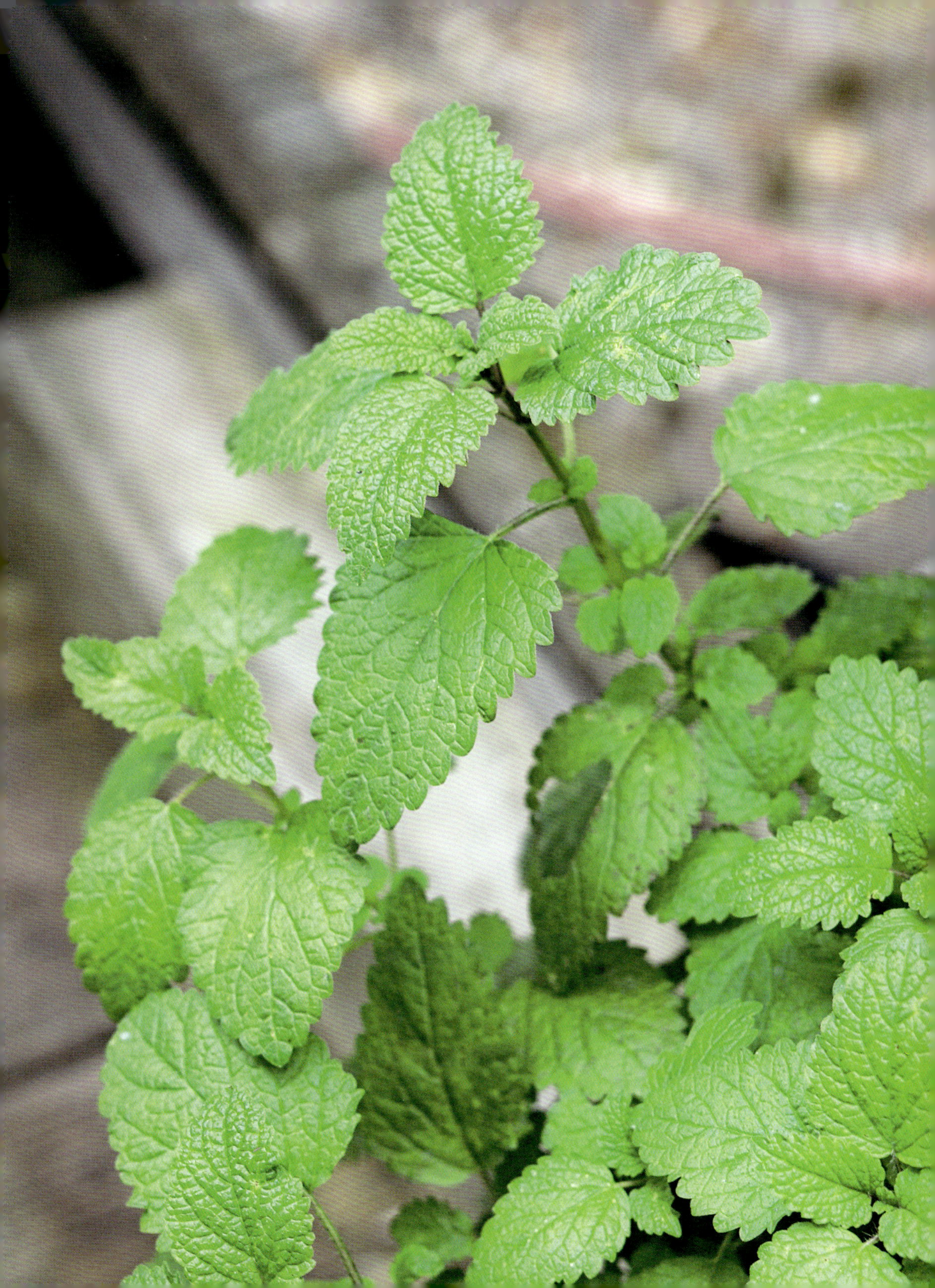

Wirkungsweise innerlich

- belebend
- beruhigend
- blutdruckregulierend
- blutreinigend
- entblähend
- entkrampfend
- entspannend
- gallenanregend
- kräftigend
- krampflösend
- leberanregend
- magenstärkend
- nervenberuhigend
- schlaffördernd
- schweißtreibend
- stimmungsaufhellend

Wirkungsweise äußerlich

- abschwellend
- antibakteriell
- antiviral
- entzündungshemmend
- hautklärend
- insektenabweisend
- juckreizstillend
- kühlend
- pilzhemmend
- schmerzlindernd
- wundheilungsfördernd

Anwendungsbereiche

- Atemwegsbeschwerden
- Bauchkrämpfe
- Entspannung
- Gelenkschmerzen
- Gicht
- Grippe
- Herpesbläschen
- Herzbeschwerden durch Stress
- Ischialgie
- Kopfschmerzen
- Krampfadern
- Lippenherpes
- Nervensystem
- Nervöses Herzklopfen
- Nervöser Magen
- Nervosität
- Neuralgien
- PMS
- Reizbarkeit
- Rheuma
- Schilddrüsenüberfunktion
- Schlafstörungen
- Spannungskopfschmerzen
- Stress
- Unruhe
- Wechseljahrsbeschwerden (Hitzewallungen, Nervosität, Herzbeschwerden)
- Wirkung auf das vegetative Nervensystem

Verwendung

Tee, Tinktur, Kräuterwein, Kräuterhonig, Ölauszug für Salbe und Creme, Absud für Waschungen, Kompressen und Umschläge. Melisse ist eine Einschleuserpflanze für Kalium.

Inhaltsstoffe

Citral, Citronellal, Cumarine, Geraniol, Gerbstoffe, Harz, Schleim, Vitamine Kalium Mineralstoffe, Bitterstoffe

Verwendete Pflanzenteile

Blätter vor der Blüte, ganzes Kraut

Erntezeit

Juni – Juli

Verwechslungsgefahr

Andorn, Katzenminze, Minzearten, Schwarznessel

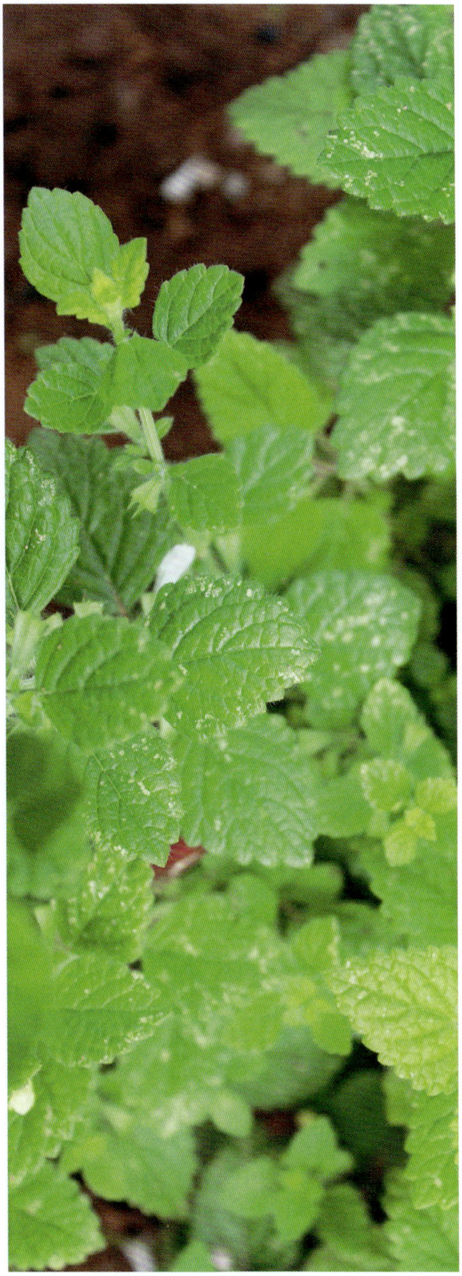

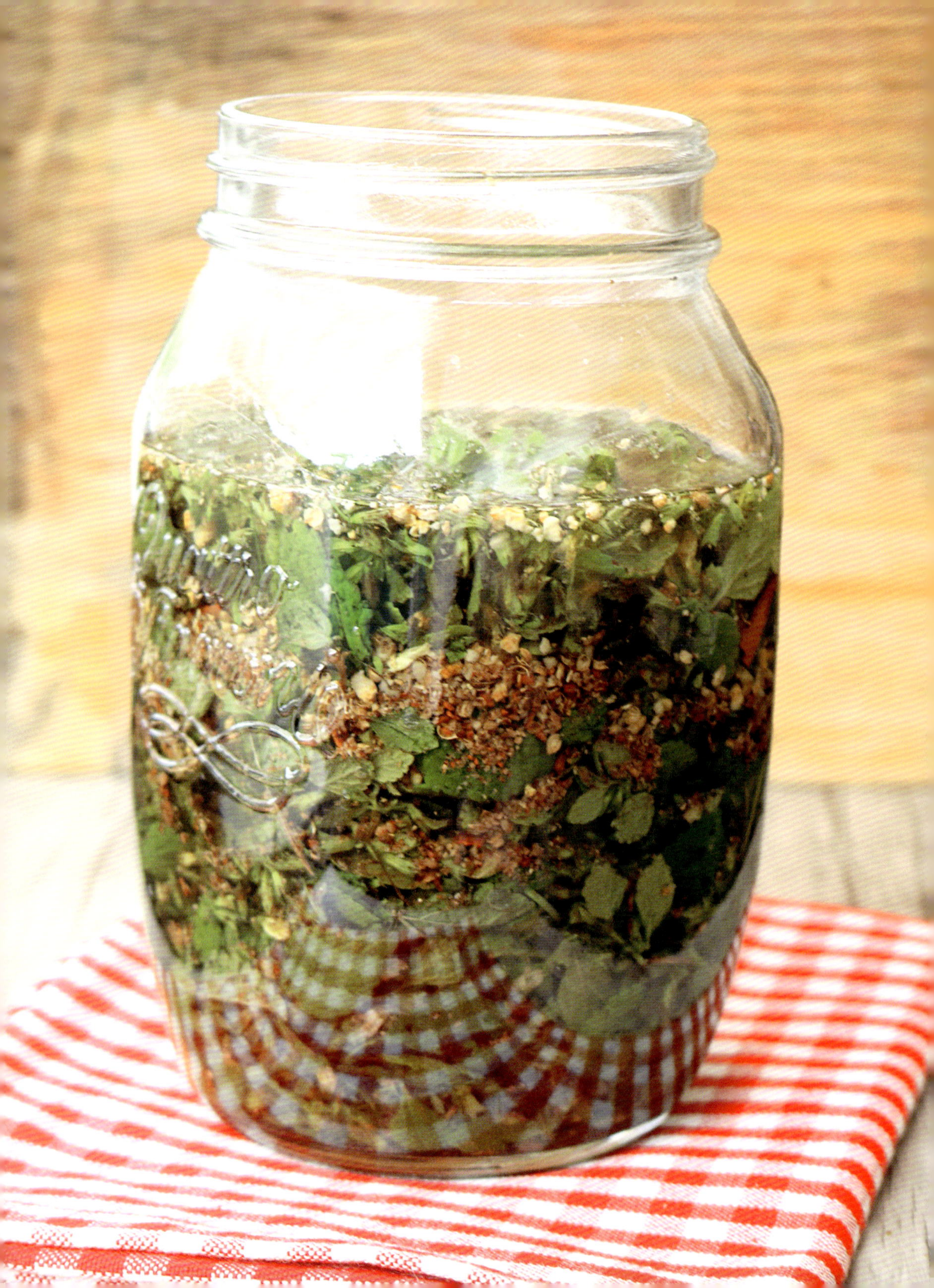

Melissengeist

Wer kennt ihn nicht, den sagenumwobenen Melissengeist? Bereits Oma wusste ihn zu nutzen und hat sich gerne ein paar Tröpchen dieses Kräuterauszugs genehmigt, gern auf Zucker, damit es besser schmeckte. Noch immer erfreut er sich reger Beliebtheit, wie die gefüllten Regale so mancher Discounter und Drogeriemärkte beweisen. Dort findet man jedoch vor allem hochprozentigen Alkohol, vermischt mit ätherischen Ölen. Der Selbstfabrizierte ist ganz anders …

Innerlich bei Stress zur Nervenberuhigung, bei niedrigem Blutdruck und zur Abwehr einer drohenden Erkältung oder bei Übelkeit aufgrund zu fetten oder üppigen Mahlzeiten. Einnahme tropfenweise verdünnt in Wasser oder pur auf Zucker (natürlich nur Erwachsene), bis zu 3-mal täglich 15 bis 30 Tropfen, nach 4 Wochen eine Pause von 2 Wochen ist obligatorisch! Wir verwenden diesen hochprozentigen Weingeist, weil sich darin die ätherischen Öle der Melisse und der Gewürze einfach am besten lösen. Natürlich kann man auch einen mind. 42 %-igen Schnaps wie Gin verwenden, aber dieser löst weniger ätherische Öle aus den Zutaten heraus als höherprozentiger Weingeist.

Äußerlich zu Einreibungen bei Kopfschmerzen und schmerzenden Arthrose- und Rheumagelenken, Neuralgien verdünnt mit Wasser 1–2 TL auf ein angefeuchtetes Tuch geben.

Für 500 ml

50 g Zitronenmelisse, frische obere Triebspitzen

1 Muskatnuss

1 Zimtstange

8 g Angelikawurzel, getrocknet

2 TL Koriandersamen

7 Gewürznelken

7 g Pomeranzenschalen, getrocknet

600 ml Ansatzalkohol, 80 Vol.-% oder Weingeist

Die sauberen Melissenblätter (evtl. waschen und in einer Salatschleuder trocknen) klein schneiden und in ein Ansatzglas geben. Die Gewürze grob mörsern bzw. zerkleinern und zugeben, mit dem Alkohol auffüllen, so dass alles bedeckt ist. Das Ganze verschließen, in eine dunkle Ecke stellen und mindestens 3 Wochen lang ziehen lassen. Besonders gut und würzig wird der Melissengeist, wenn man ihn ein paar Monate einfach vergisst. Danach klar filtern, am besten durch ein Tuch oder einen Kaffeefilter laufen lassen und in dunkle Fläschchen abfüllen. Er hält sich bis zu 2 Jahren, wenn man ihn dunkel und kühl so lagert.

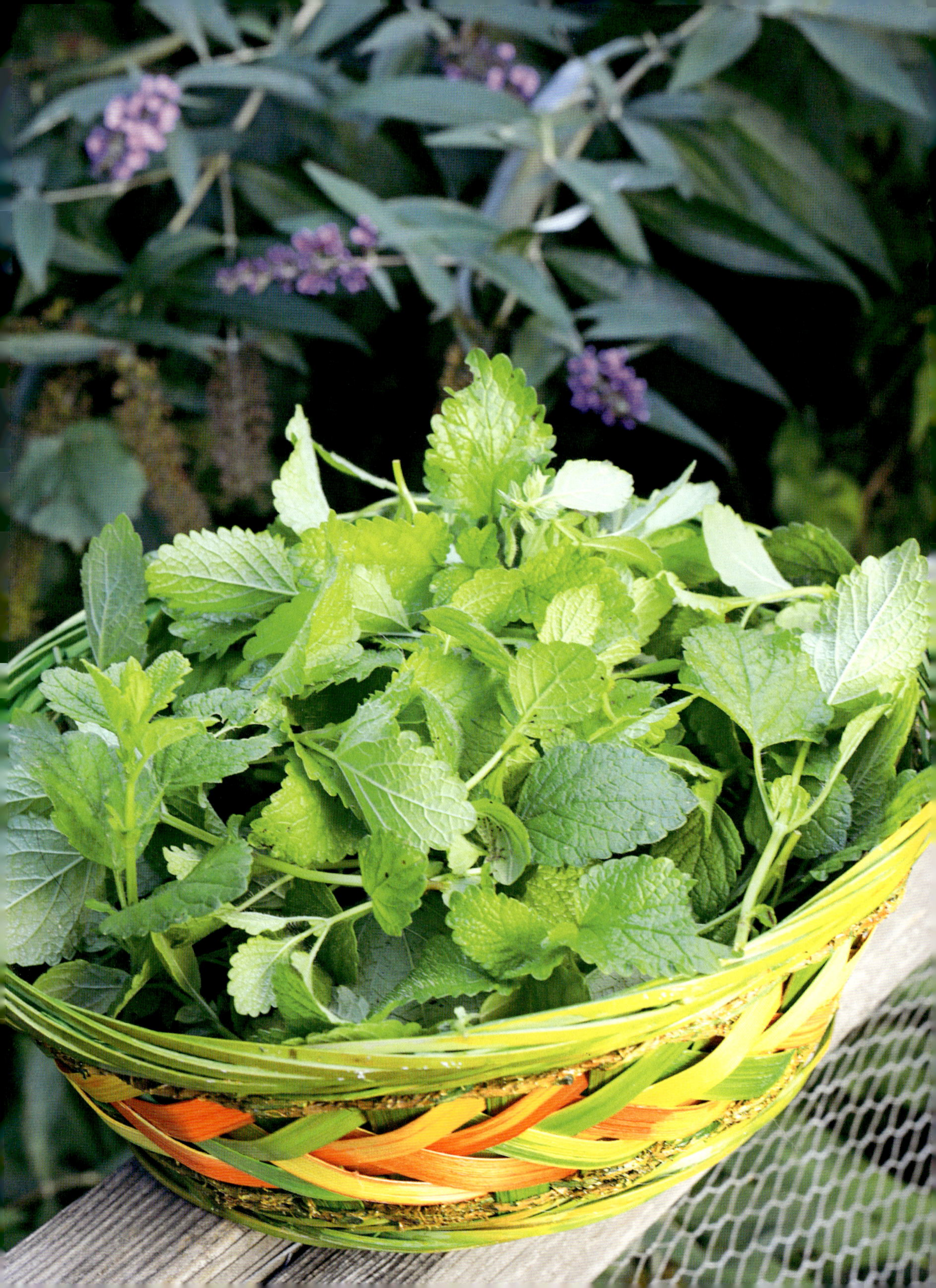

Badesalz gegen Unruhe und Nervosität

Für ein Vollbad 2–3 EL dem Badewasser zugeben und bei maximal 38°C darin 15 Minuten lang entspannen. Idealerweise nach dem Abtrocknen noch etwas hinlegen und ausruhen. Der Emulgator sorgt dafür, dass sich die enthaltenen Öle im Wasser fein verteilen und nicht konzentriert als dicke Öltropfen auf der Haut auftreffen, was reizend wirken kann. Außerdem wird die Badewanne hernach nicht so ölig wie ohne Emulgator, was ebenfalls angenehm ist. Trotzdem nach dem Baden bitte die Wanne sehr heiß nachspülen!

200 g Grobes Steinsalz

15 ml fettes Öl wie Olivenöl, Mandelöl, Hanföl (je nach Hauttyp und Vorliebe)

30 Tr. ätherisches Öl Melisse

30 Tr. ätherisches Öl Lavendel fein

20 Tr. ätherisches Öl Mandarine rot

2 g Lysolecithin

Das Steinsalz in ein Schraubglas geben. Die ätherischen Öle mit dem fetten Öl und dem Lysolecithin mischen und zum Salz geben, ganz gründlich untermischen oder einfach verschließen und kräftig schütteln.

Melissen-Kräuterhonig

Bei Kurzatmigkeit, nervösen Magen und Schlafproblemen mehrmals täglich ½–1 TL voll im Mund zergehen lassen.

2 EL getrocknete Melisse

250 g Lindenblütenhonig

Mark 1 Vanilleschote

Melisse in einem Mixer, einer Gewürzmühle oder im Mörser zu einem feinen Pulver mahlen. In ein Schraubglas geben, mit dem Lindenblütenhonig auffüllen, das Vanillemark zufügen. Alles gründlich miteinander verrühren.
Verschließen und dunkel lagern. Haltbar solange wie der Honig haltbar ist bzw. maximal 1 Jahr.

Pfefferminze, Minze

Mentha piperita

Volkstümliche Bezeichnungen

Aderminze, Ackerminze, Englische Minze, Flohkraut, Gartenminze, Hausminze, Katzenbalsam, Peperminte, Schmeckerts, Teeminze

Familie

Lippenblütler (Lamiaceae)

Beschreibung

Aus unseren Tees ist sie kaum wegzudenken und ihren Geschmack kennen wir dank Zahnpasta, Kaugummi und Mundwasser alle. Und wer mag sie nicht, die wunderbare Pfefferminze?
Viele trinken Pfefferminztee täglich anstelle von Wasser. Das sollte man aber nicht tun, will man gegen die Wirkung dieser starken Heilpflanze nicht immun werden. Und das wäre verdammt schade.
Wildwachsende Minzarten, wie die Bach- oder Wasserminze können genauso eingesetzt werden wie die Pfefferminze. Beim Sammeln sollte aber bedacht werden, dass es auch noch die leicht giftige Polei-Minze gibt und diese von den anderen Arten zu unterscheiden, ist für Laien schwierig.
Pfefferminze im Topf oder Garten zu kultivieren ist einfach. Sie mag es gern sonnig, reichlich Wasser und ist ansonsten froh, wenn man sie einfach vor sich hin wuchern lässt. Einmal angesiedelt, verteilt sie sich erfahrungsgemäß gern überall im Garten. Und aus eigener Erfahrung können wir sagen: hat man erstmal Pfefferminze im Garten, kommen ruckzuck noch andere Spielereien dazu. Schnell stehen dann neben Schokominze und Mandarinenminze, noch Erdbeerminze, Caipirinha-Minze und was die Gärtnerei noch so hergibt. Also Obacht: Minzen machen süchtig!
Ihre hübschen Blüten können hervorragend als Dekoration von leckeren Süßspeisen genutzt werden und ihre Blätter dürfen im Sommer in der Wasserkaraffe nicht fehlen.

Verwendung

Tee, Tinktur, Ölauszug, für Waschungen, Bäder, Kompressen, Umschläge, Heilsalbe

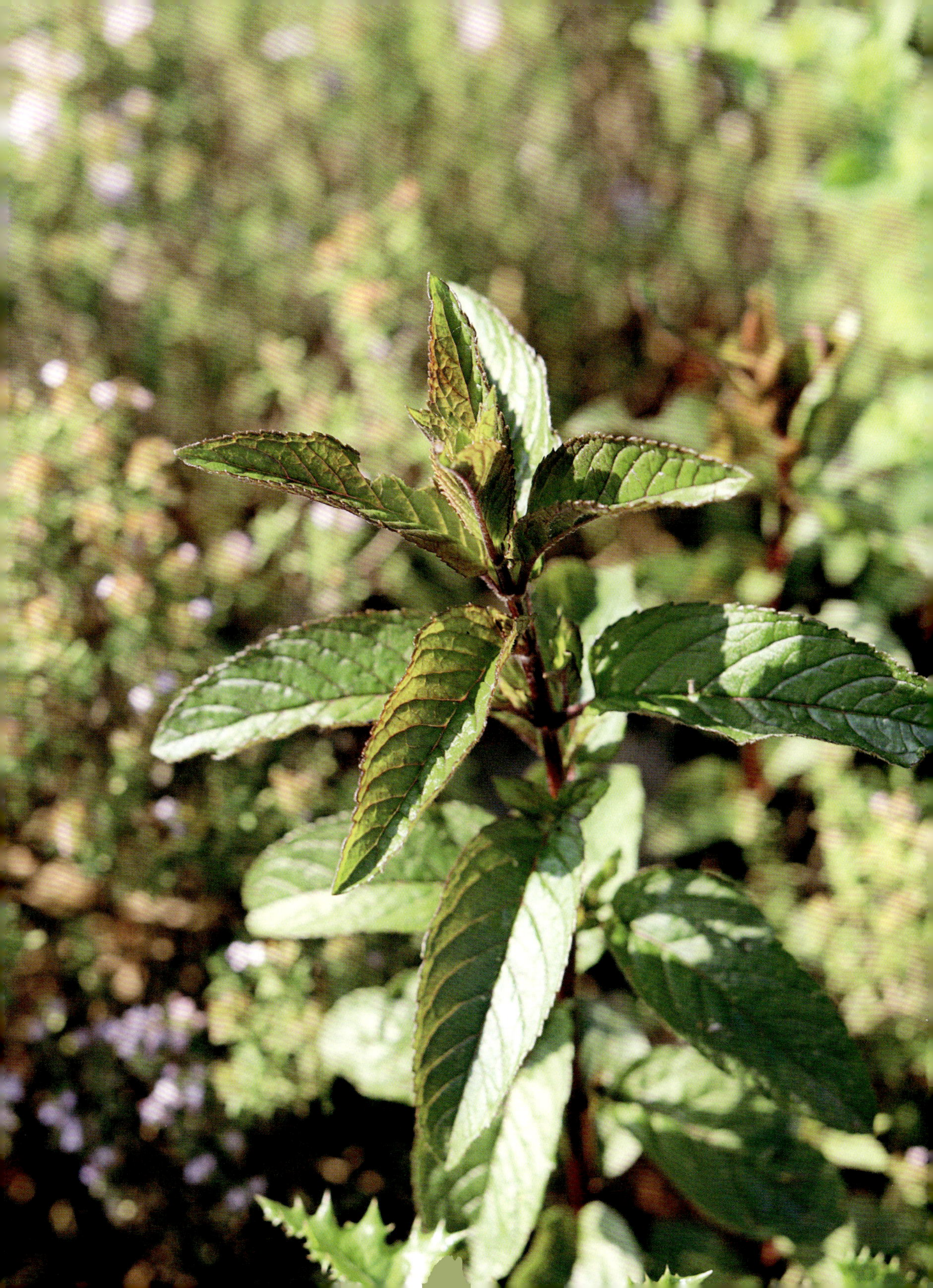

Wirkungsweise innerlich

- antibakteriell
- beruhigend
- blähungswidrig
- entzündungswidrig
- galleanregend
- keimtötend
- krampflösend
- leberwirksam
- nervenstärkend
- schmerzstillend
- tonisierend
- wurmtreibend

Wirkungsweise äußerlich

- augenreizend!
- entzündungshemmend
- kühlend
- muskelentspannend
- wärmend

Anwendungsbereiche

- Blähungen
- Erkältungen
- Gallenprobleme
- Gelenkschmerzen
- Kopfschmerzen
- Magen-Darm-Beschwerden
- Neuralgien
- Rheuma

Inhaltsstoffe

Ätherische Öle (u.a. Menthol), Bitterstoffe, Enzyme, Flavonoide, Gerbstoffe, Valeriansäure

Verwendete Pflanzenteile

Blätter und Blüten

Erntezeit

Juni – August, am besten vor der Blüte

Varianten

Polei-Minze (Vorsicht – giftig!), andere Minzarten wie Wasserminze, Zuchtformen wie Schoko-, Salbei- oder Mochitominze.

Hinweise/Warnungen

V. a. das ätherische Öl wirkt augenreizend, in der Schwangerschaft sind Pfefferminze und alle anderen Minzarten wehenauslösend; Pfefferminze kann Magenschmerzen auslösen, bei Empfindlichkeit bitte sofort absetzen. Minztee ist nicht zur Daueranwendung geeignet.

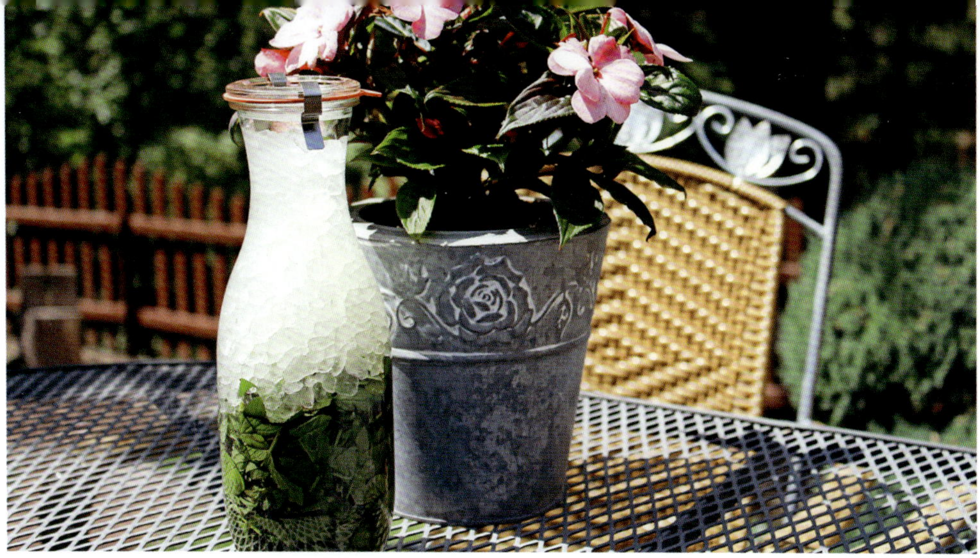

Pfefferminz-Likör

2 Hände voll frische Minze (das ganze, nicht blühende Kraut)

1 Hand voll weißer Kandiszucker

500–600 ml Wodka oder Doppelkorn, 40 Vol.-%

Minze fein schneiden, in eine Flasche geben, mit dem Kandiszucker bedecken und mit dem Alkohol aufgießen.
2–4 Wochen hell, aber nicht in der Sonne ziehen lassen, täglich schütteln. Nach der Ziehzeit filtern, in saubere Flaschen abfüllen und beschriften.

Kühlende Fußbutter

50 ml Pfefferminzöl (Herstellung s. Ölauszüge Grundrezepte Seite 18)

75 g Sheabutter (oder 50 g Kakaobutter)

10 Tr. ätherisches Pfefferminzöl

5 Tr. ätherisches Salbeiöl

Die Sheabutter sanft schmelzen (max. auf 40 °C erwärmen), das Pfefferminzöl zugeben, gut verrühren und kaltstellen (2 bis 3 Stunden), bis alles fest ist. Nun mit einem Handrührgerät wie Sahne aufschlagen. So lange rühren, bis eine sahnige Konsistenz erreicht ist. Die ätherischen Öle beigeben und nochmal gut aufschlagen. In saubere Tiegel geben und beschriften.

Ringelblume

Calendula officinalis

Volkstümliche Bezeichnungen

Fallblume, Gartendotterblume, Goldblume, Monatsblume, Ringelrose, Sonnenbraut, Sonnenwende, Totenblume, Warzenblume, Wucherblume

Familie

Korbblütler (Asteraceae)

Beschreibung

Ob in voller Sonne im Garten oder vollschattig im Topf auf dem Balkon, die einjährige Ringelblume gedeiht überall. Lässt man sie, so samt sie sich selbst aus und kommt, einmal ausgepflanzt, von selbst jedes Jahr wieder. Am kräftigsten und blühfreudigsten ist sie, wenn sie sich im Garten, bei voller Sonne, ausbreiten kann. Gegen 7 Uhr morgens öffnen sich ihre Blüten und schließen sich gegen 17 Uhr wieder. Geht sie am Morgen nicht auf, so verheißt das einen verregneten Tag, sagt man.

Kaum eine unserer heimischen Heilpflanzen ist so bekannt, beliebt und vielseitig, wie die Ringelrose. Fast jeder hat eine Oma oder Uroma, die schon ihre Ringelblumensalbe selbst gemacht hat. Auch wir wurden bereits früh bei kleineren Blessuren mit dem guten Ringelblumenschnaps (äußerlich!) verarztet und lieben sie deshalb seit unserer Kindheit. Was hilft besser, wenn man sich das Knie aufschlägt, als eine Zaubersalbe aus Ringelblumen und ein Kuss von Mama oder Papa? Und das bleibt so, auch wenn wir uns heute eher mal am Papier oder in der Küche schneiden als das Knie aufschlagen.

Zu Omas Zeiten wurde sie in Schweineschmalz ausgezogen und diese Salbe wurde für einfach alles benutzt. Von rauen Händen, über schmerzende Gelenke bis zu Mückenstichen und aufgeplatzten Lippen. Auch wenn heute eher auf Salben auf Basis pflanzlicher Öle zurückgegriffen wird, an der Vielseitigkeit der Ringelblume, hat sich trotzdem nichts geändert.

Verwendung

Tee, Tinktur, Ölauszug, Salbe, Creme, Umschläge, Kompressen

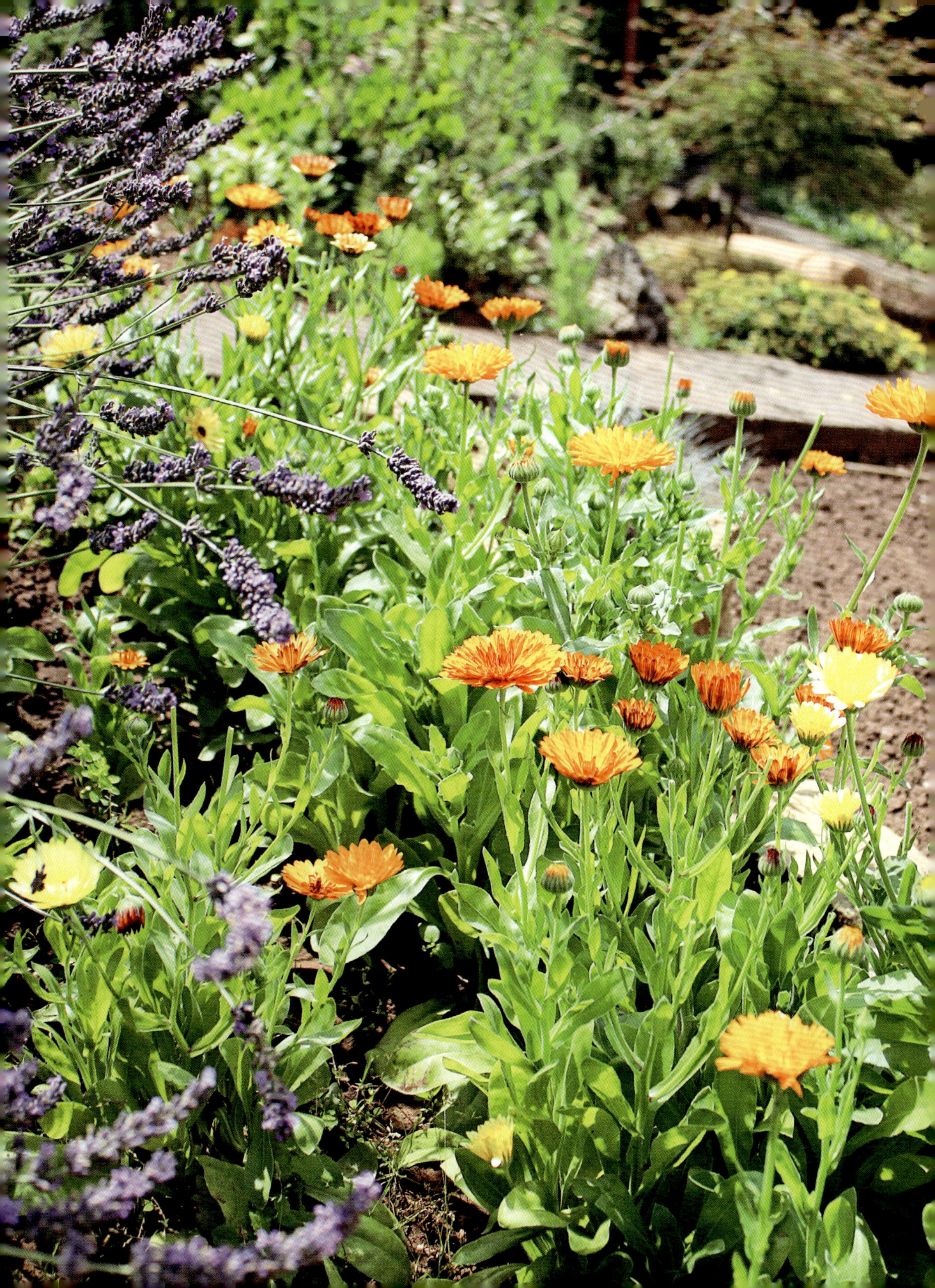

Wirkungsweise innerlich

- blutreinigend
- entzündungshemmend
- krampflösend
- menstruationsregulierend
- schweißtreibend

Wirkungsweise äußerlich

- abschwellend
- adstringierend
- antibakteriell
- entzündungshemmend
- schmerzstillend
- wundheilend

Anwendungsbereiche

- Ekzeme
- Entzündungen der Mund- und Rachenschleimhäute
- Frauenprobleme
- Gallenprobleme
- Geschwüre
- Gesichtsrose
- Hände, raue und rissige
- Hautentzündungen
- Krämpfe
- Lippen, gesprungene
- Magen-Darm-Infektionen
- Menstruationsbeschwerden
- Nagelbettentzündungen
- Narbenbehandlung
- Verbrennungen, leichte (Sonnenbrand)
- Verdauungsbeschwerden
- Verrenkungen und Verstauchungen
- Wundbehandlung (auch schlecht heilende, alte Wunden)

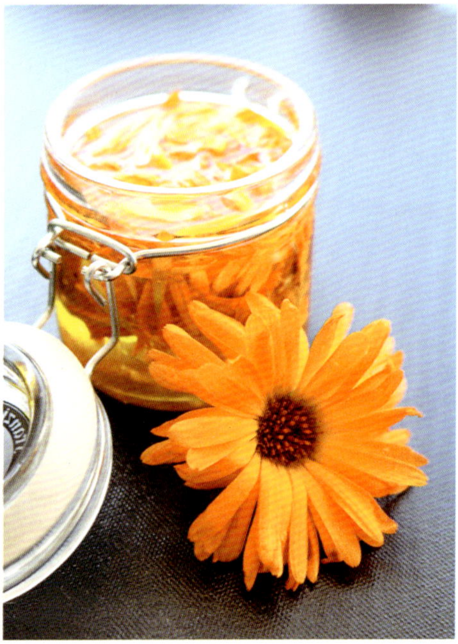

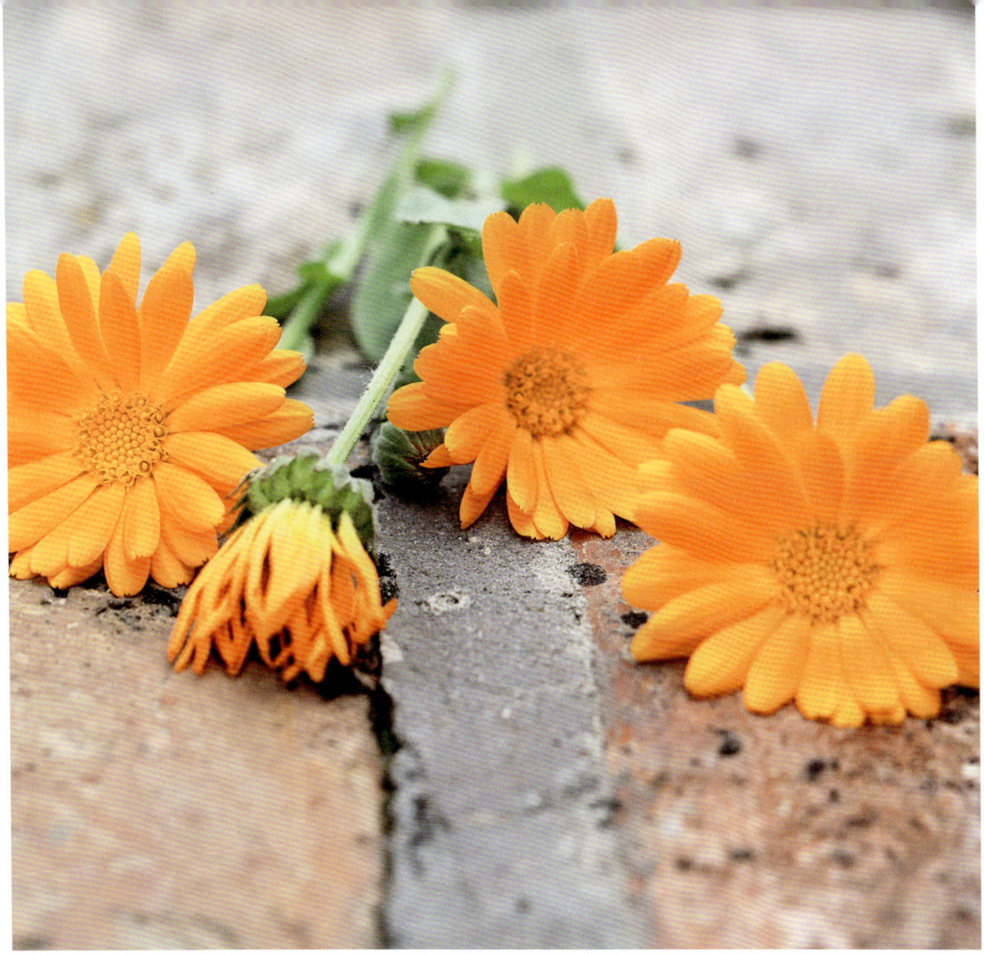

Inhaltsstoffe

Ätherisches Öl, Beta-Sitosterol, Bitterstoffe, Calendula-Carotinoide, Flavonoide, Glykoside, Salizylsäure, Sapogenin, Saponine, Stigmasterol, Taraxasterol, Violaxanthin, Xanthophylle

Verwendete Pflanzenteile

Blüten, Blätter

Erntezeit

Juni – Oktober

Varianten

Zuchtformen

Hinweise/Warnungen

Keine bekannten Wechsel- oder Nebenwirkungen, Allergien sind eher selten, aber möglich (Korbblütler)

Ringelblumensalbe

Anwendung bei Schürfwunden, trockener Haut, Hautreizungen, Entzündungen, Afterjucken, Krampfadern

100 ml Ringelblumenöl (Herstellung s. Ölauszüge Grundrezept Seite 18)

10 g Bienenwachs

optional: 5 g Lanolin, anhydrat oder Sheabutter (für mehr Geschmeidigkeit)

optional: ätherisches Öl je nach Anwendungsart

Herstellung s. Salbenherstellung Grundrezept Seite 32.

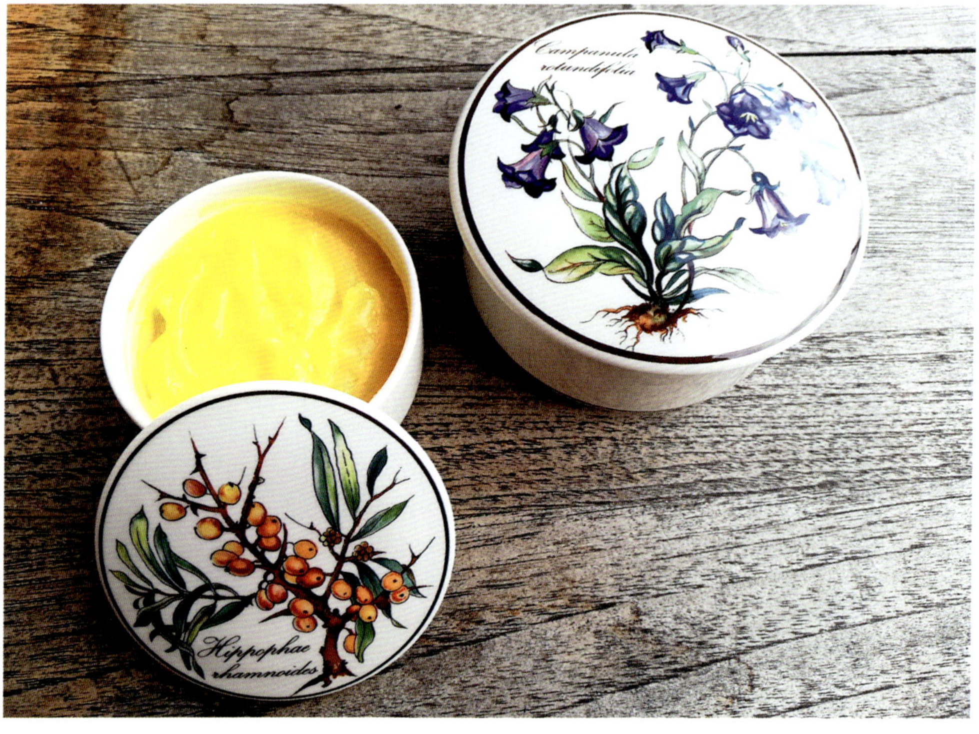

Ringelblumentinktur

Anwendung bei schlecht heilenden Wunden, Hämorriden, Ekzemen, Entzündungen

300 ml 40–60 %iger Alkohol

etwa 50 g getrocknete oder 100 g frische Blütenblätter

Herstellung s. Tinkturen Grundrezept Seite 25.

Ringelblumencreme

Anwendung bei Schürfwunden, trockener Haut, strapazierter Haut, Hautreizungen, Ekzemen, Krampfadern, Hämorrhoiden, Entzündungen und leichten Verbrennungen

150 ml Ringelblumentinktur (Herstellung s. Tinkturen Grundrezept Seite 25)

150 ml Ringelblumenöl (Herstellung s. Ölauszüge Grundrezept Seite 18)

75 g Lanolin anhydrid (Emulgator)

10 g Bienenwachs (Konsistenzgeber)

2 g Sheabutter (optional als weiterer Konsistenzgeber)

2 g Vitamin E (sofern nicht bereits im Ölauszug enthalten)

optional ätherische Öle (jeweilige Dosierungsempfehlung beachten)

Herstellung der Creme s. Cremeherstellung Grundrezept Seite 38.

Ringelblumentee

Anwendung bei Entzündungen im Mund- und Rachenraum, Mundgeruch, Magen-Darm-Infekten und Menstruationsbeschwerden 3–5 ganze (getrocknete) Blüten in einer Tasse 90 °C heißem Wasser 5 bis 10 Minuten ziehen lassen. 3 Tassen täglich bei Bedarf.

ROSMARIN

Rosmarinus officinalis

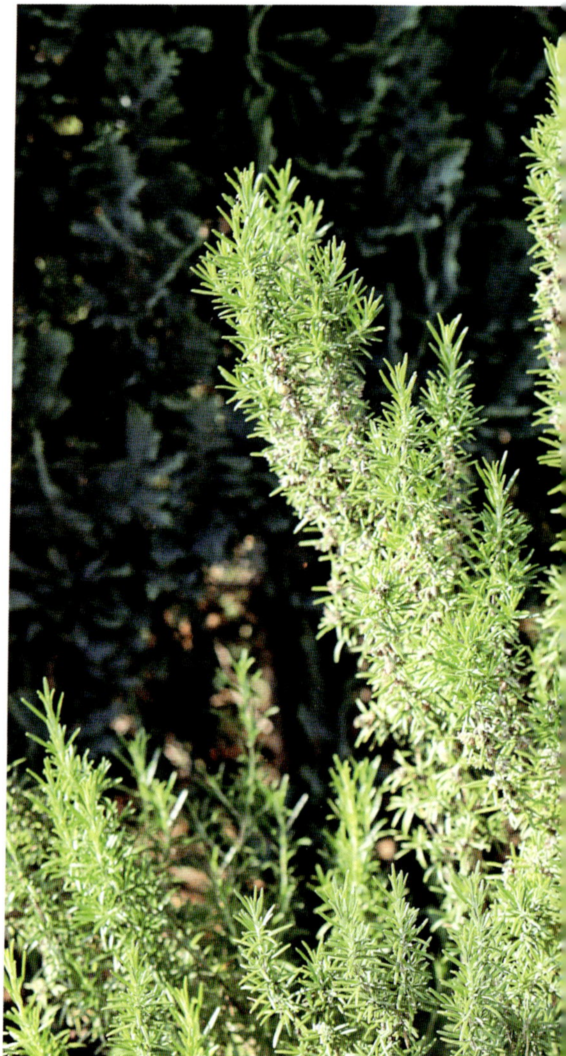

Volkstümliche Bezeichnungen

Antonkraut, Brautkraut, Hochzeitsbleaml, Kid, Kranzenkraut, Lieblingskraut, Meertran, Rosmarein, Rosmarie, Weihrauchkraut

Familie

Lippenblütler (Lamiaceae)

Beschreibung

Der Klassiker in jeder Kräuterschnecke und unverzichtbar in der Küche: der Rosmarin. Ursprünglich aus dem Mittelmeerraum stammend, gedeiht er mittlerweile auch bei uns bestens und ist schon lange nicht mehr aus der Kulinarik wegzudenken. Ob im Topf auf der Fensterbank oder frei im Garten, mit genügend Sonne und nicht zu viel Wasser ist er ein dankbares Pflänzlein, das – wenn es sich richtig wohl fühlt – mit den Jahren zum regelrechten Busch werden kann. Ihn aus Samen selbst zu ziehen, ist ein schwieriges Unterfangen, weshalb sich der Kauf einer Jungpflanze oder die Vermehrung durch einen Steckling besser eignet.

Ros maris – Tautropfen des Meeres … wie passend Ovid den Rosmarin in den Metamorphosen beschreibt. Er bringt das

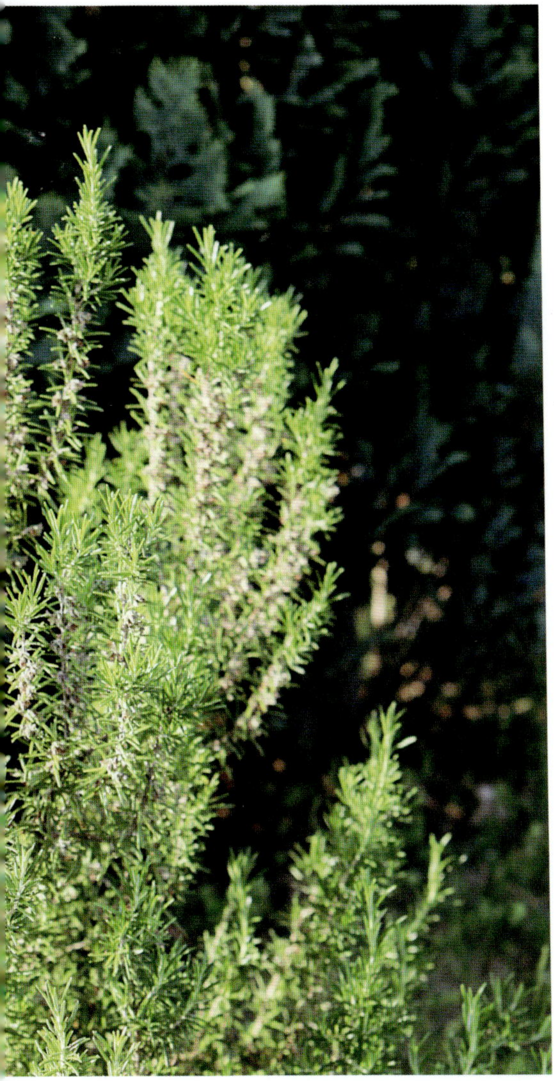

mediterrane Lebensgefühl, ja eine Prise Meer, in unsere Küchen. Von Rosmarin-Kartoffeln über Lammfleisch zu Salat, passt er wunderbar zu den vielfältigsten Speisen und verleiht diesen das gewisse südländische Etwas. Es sollte ihn vor allem regelmäßig in Speisen geben, wer leicht zu Blähungen neigt. Denn der Rosmarin hilft, diese zu verhindern oder wenigstens abzumildern. Und wer damit zu tun hat, weiß diese Eigenschaft wahrlich zu schätzen. Auch ein schwacher Kreislauf wird durch Rosmarin wieder in Schwung gebracht (also lieber nicht abends zuviel davon essen). Bei schütter werdendem Haar ist eine Kur mit Rosmarinwasser einen Versuch wert. Seine stimulierende Wirkung auf die Haarbälge regt das Wachstum neuen Haares an. Die Zugabe des ätherischen Öls vom Rosmarin ist ratsam in Salben und Cremes, die die Durchblutung fördern sollen. Im Winter ist eine Rosmarinsalbe deshalb ideal gegen kalte Füße. Auch der Genuss einer Tasse Rosmarin Tee kann gegen Frostfüße helfen. Diesen selbst herzustellen erfordert die Einhaltung von ein paar Regeln: Geschnitten werden sollte der Rosmarin unbedingt zur Mittagszeit eines sonnigen Tages. Die Trocknung sollte dann möglichst schnell aber schonend geschehen, um das wertvolle ätherische Öl zu erhalten.

Verwendung

Tinktur, Ölauszug, Salbe, Creme, Haarwasser, Kräuterwein

Wirkungsweise innerlich

- adstringierend
- anregend
- antibakteriell
- appetitanregend
- entspannend
- galletreibend
- herzstärkend
- krampflösend
- kreislaufunterstützend
- tonisierend

Wirkungsweise äußerlich

- durchblutungsfördernd
- entzündungshemmend
- pilztötend
- schmerzstillend

Anwendungsbereiche

- Appetitlosigkeit
- Atemwegsbeschwerden
- Blähungen
- Durchfall
- Erschöpfung
- Gicht
- Haarausfall
- Herzschwäche
- Kopfschmerzen
- Kreislaufprobleme (niedriger Blutdruck)
- Magenschwäche
- Neuralgien
- Rheuma
- Verdauungsstörungen
- Wechseljahrsbeschwerden

Inhaltsstoffe

Ätherisches Öl, Diterpenphenole, Flavonoide, Gerbstoffe, Lamiaceen, Rosmarinsäure

Verwendete Pflanzenteile

Ätherisches Öl, Lamiaceen Gerbstoffe, Rosmarinsäure, Flavonoide, Diterpenphenole

Erntezeit

Ganzjährig

Hinweise/Warnungen

Während der Schwangerschaft vorsichtig bis gar nicht konsumieren (kann Gebärmutterblutungen auslösen).

Wärmesalbe

Bei Kältegefühl vor allem die Extremitäten wie Füße und Fußsohlen damit einreiben.

- 100 ml Chiliöl (Herstellung s. Ölauszüge Grundrezept Seite 18)
- 10 g Bienenwachs
- 10 Tr. ätherisches Rosmarinöl

Herstellung s. Salbe Grundrezept Seite 32.

Rosmarinwein

2-mal täglich ein kleines Schnapsglas voll regt den Kreislauf an, nicht später als am Nachmittag trinken, sonst kann er das Einschlafen stören.

- 1 Handvoll frische Rosmarinblätter
- 1 l trockener Weißwein
- 1 Zimtstange
- 2 Scheiben frischer Ingwer

Rosmarin hacken, die Zimtstange zerstoßen, Ingwer klein schneiden und alles zusammen in eine Flasche geben, mit dem Wein auffüllen. An einem dunklen und warmen Ort verschlossen 1 Woche ziehen lassen, täglich schütteln. Danach filtern, in saubere Flaschen füllen und beschriften.

Kopfschmerz-RollOn

Bei Bedarf auf die Pulspunkte auftragen.

- 5 ml Mandelöl
- 5 ml Jojobaöl
- 5 Tropfen ätherisches Rosmarinöl
- 5 Tr. ätherisches Pfefferminzöl
- 5 Tr. ätherisches Lavendelöl fein

Alles zusammen in einen 10 ml RollOn geben, gut schütteln.

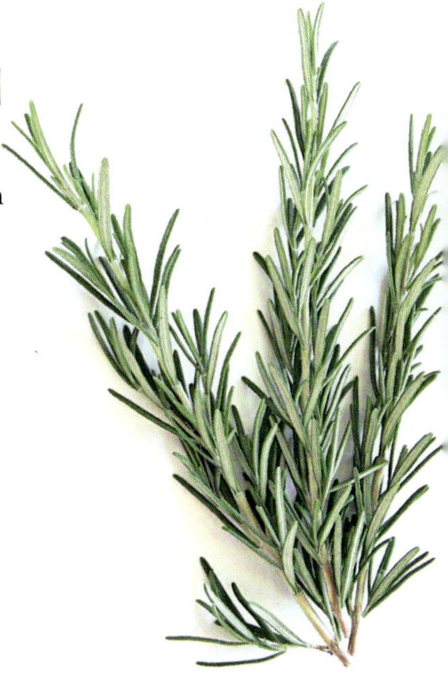

Salbei

Salvia officinalis

Volkstümliche Bezeichnungen

Altweiberschmecken, Echter Salbei, Edelsalbei, Gartensalbei, Königssalbei, Kreuzsalbei, Rückels, Scharlachkraut, Zuffen

Familie

Lippenblütler (Lamiaceae)

Beschreibung

Salbei ist eines der beliebtesten Heilkräuter und man findet sogar Pflanzen im Supermarkt (bitte unbedingt auf Bioqualität achten!). In der Küche wird er dabei gar nicht so oft eingesetzt, er hat einen doch recht eigenwilligen, wenn auch sehr würzigen, leicht bitteren Geschmack. Für die Zubereitung von Saltimbocca a la Romana z. B. kennen wir ihn aus der italienischen Küche ebenso wie für lecker-knusprige Salbei-Parmesan-Chips ... mmh ...
Für größere Mengen beernten wir nur größere, also mehrere Jahre alte Gartensalbei-Stöcke. Kleine, junge Pflanzen würden zuviel Schaden abbekommen, gehen aber im Prinzip auch. Doch da Salbei recht unempfindlich und anspruchslos ist, wächst er auch schnell an und ist ein besonders dankbares Kraut.
Die Blüten sind dabei weniger verwendet, dabei haben sie einen hervorragenden Duft und bilden ein etwas klebriges Harz aus, das sich gut in Öl löst (Anleitung siehe 18). Zu Heilzwecken werden nur die samtweichen Blätter genutzt, gerne die jungen, und bitte keine von Insekten angefressenen.

Verwendung

Tee, Tinktur, Kräuterwein, Salben, Gemmomazerat (Baby-Triebspitzen), Kompressen und Umschläge des wässrigen Auszugs (starker Tee) bei Bauchschmerzen

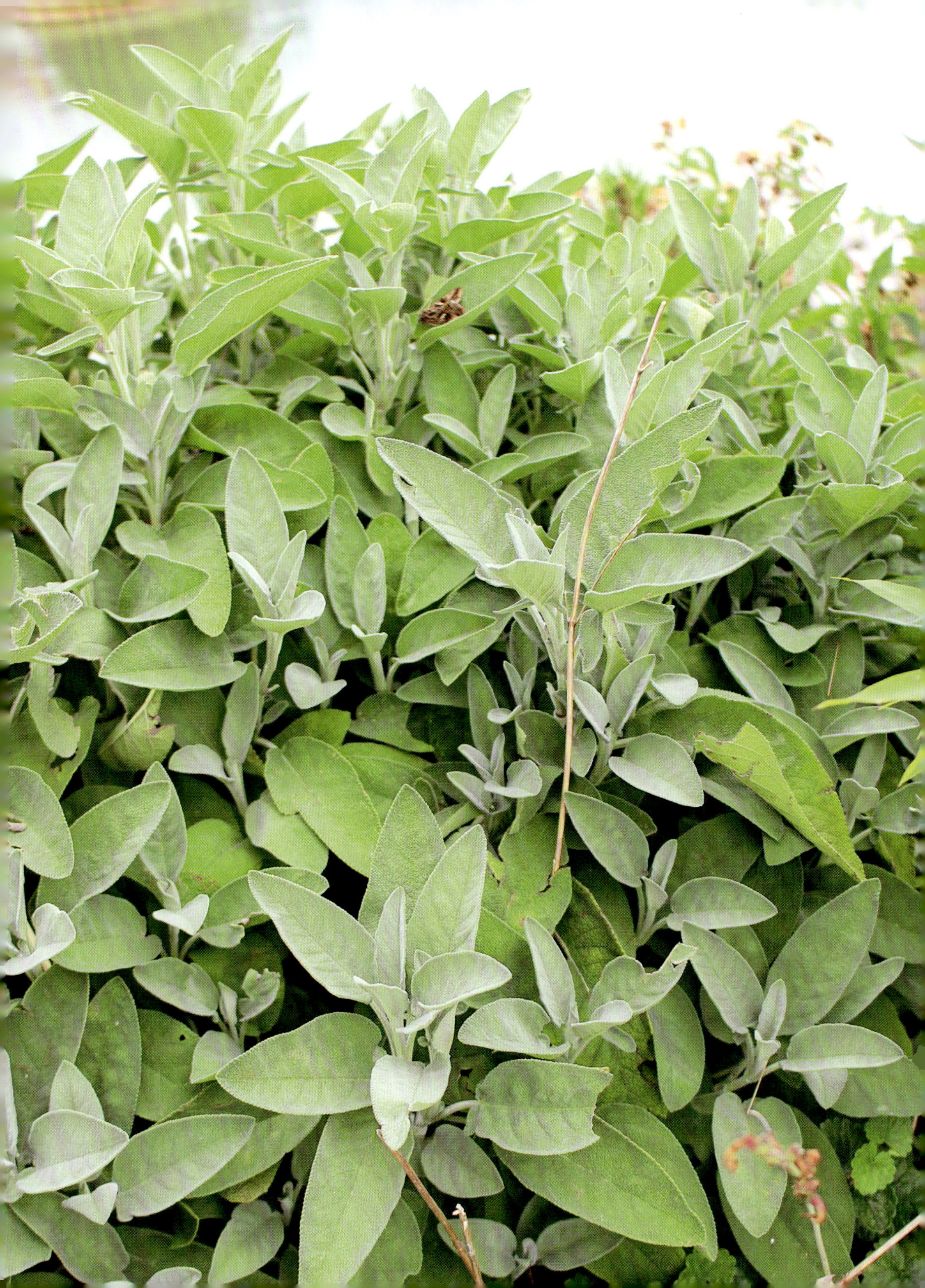

Wirkungsweise innerlich

- antibakteriell
- beruhigend
- durchblutungsfördernd
- entkrampfend
- gedächtnissteigernd (oft gemeinsam mit Gingko)
- nervenstärkend
- schleimhautheilend
- schleimlösend
- schweißtreibend
- schweißreduzierend (hängt von der Intensität oder der Dosierung und der Temperatur wie man ihn einnimmt ab)
- zusammenziehend

Wirkungsweise äußerlich

- abschwellend
- austrocknend
- desinfizierend
- entkrampfend
- entzündungshemmend
- schweißhemmend
- zahnfleischdesinfizierend

Anwendungsbereiche

- Blähungen
- Diabetes (unterstützend)
- Erkältung
- Grippale Infekte
- Halsentzündung
- Heiserkeit
- Husten
- Laryngitis
- Magen-, und bzw. oder Darmschmerzen
- Mandelentzündung
- Menstruationskrämpfe
- Nerven, angegriffene
- Panikattaken
- Reizmagen
- Schweißfüße
- Stress
- Völlegefühl
- Wechseljahrsbeschwerden (v. a. übermäßiges Schwitzen)
- Zahnfleischbluten

Inhaltsstoffe

Ätherisches Öl (darunter reichlich Thujon, das den Salbei zum Dauergebrauch ausschließt), Bitterstoffe, Flavonoide, Gerbstoffe, Kaffeesäure, Rosmarinsäure, Salviol, Spurenelemente (Eisen, Magnesium, Zink).

Salbeianwendungen sind dementsprechend entweder für maximal 2 Wochen bei einem akuten Infekt oder Erkrankungen (3-mal täglich 2 bis 3 Tr.) einzusetzen. Bei längerfristigen oder chronischen gesundheitlichen Problemen in niedrigerer Dosierung und im 2-wöchigen Wechsel mit anderen Kräutern einsetzen.

Verwendete Pflanzenteile

Das ganze Kraut, Blüten, die Blätter vor oder nach der Blüte

Erntezeit

Die Blätter im Mai bzw. September, vor und nach der Blüte, Blüten Juni – August

Varianten

Verschiedene Zuchtformen wie z. B. Ananassalbei. Für Heilzwecke wird Salvia officinalis eingesetzt. Muskatellersalbei Salvia sclareae sieht anders aus und hat ein eigenes Heilpflanzenprofil, ähnelt aber in seinen Heilweisen dem großen Salbei.

Hinweise/Warnungen

Grundsätzlich nur für Erwachsene anwenden. Nicht in der Schwangerschaft und Stillzeit, wobei Salbei zum Abstillen wiederum eingesetzt wird, Lebererkrankungen, bestehende Allergie gegen Salbei. Bei trockenem Husten und trockenen Schleimhäuten ist Salbei kontraproduktiv, da er austrocknend wirkt

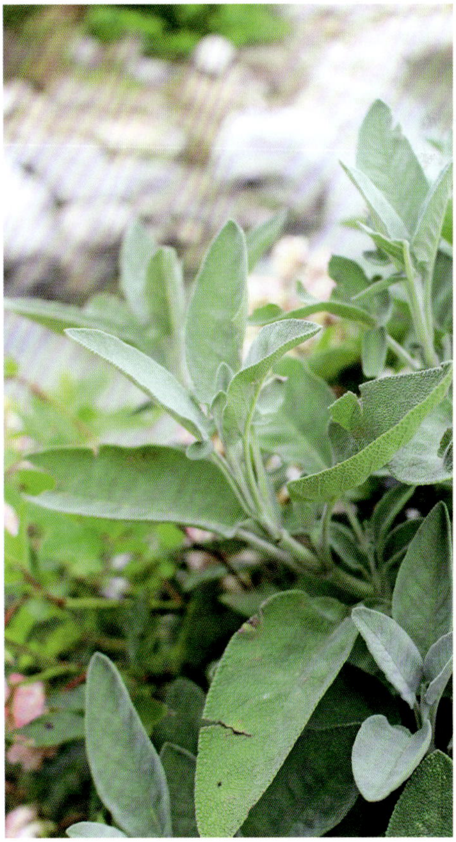

Halsweh-Sirup mit Salbei

Bei Bedarf (Halsweh, Heiserkeit, Schmerzen beim Schlucken) mehrmals täglich 1 TL voll im Mund zergehen lassen.
Eventuell noch 1 EL kleingehackten frischen Thymian mit hineingeben und die Hälfte vom Zucker durch 350 g Honig ersetzen (den nicht kochen lassen!) mit hineingeben, wenn der Sirup auch noch gegen festsitzenden Husten helfen soll.

15–20 g Salbeiblüten und -blätter, frisch

1 Bio-Zitrone

500 g Zucker nach Wunsch
(für hellen Sirup weißen, für dunkleren braunen Rohrzucker)

0,45 l Wasser, alternativ Apfelsaft, klar

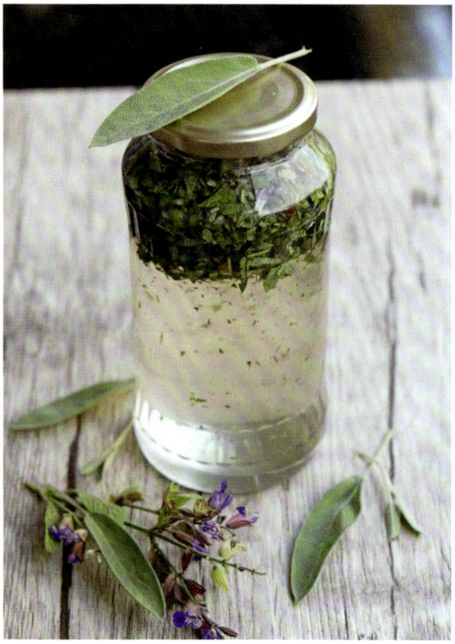

Die Blätter mit kaltem Wasser gut abspülen und mit einem Küchentuch trocken tupfen (oder in einer Salatschleuder trocknen). Blüten nicht waschen! Dann fein hacken, in eine Schüssel geben. Die abgeriebene Schale und den ausgepressten Saft der Zitrone zufügen.
Wasser (oder Apfelsaft) mit dem Zucker in einem Kochtopf zum Kochen bringen, gut 5 Minuten lang einkochen. 15 Minuten lang abkühlen lassen, dann über den Salbei gießen. Abgekühlt mit einem Tuch abdecken und 36 Stunden bis 3 Tage (hier zählt der persönliche Geschmack, bitte testen!) im Kühlschrank durchziehen lassen.
Durch ein sauberes Tuch filtern. Evtl. wegen der Haltbarkeit nochmals ganz kurz aufkochen (nicht, wenn mit Honig zubereitet), noch heiß in desinfizierte Flaschen abfüllen. Dieser Sirup hält sich in der Regel kühl gelagert bis zu 1 Jahr, einmal geöffnet im Kühlschrank lagern und rasch verbrauchen.

Salbeiblütenöl

Duftendes Salbeiblütenöl bildet eine gute Grundlage für Creme bei fetter, unreiner Haut. Auf die angefeuchtete Haut (eventuell dafür ein Salbeihydrolat verwenden) verteilen und sanft einmassieren.

2–3 Handvoll Salbeiblüten

100 ml Mandelöl oder Traubenkernöl (high oleic wegen der Haltbarkeit) oder Jojobaöl oder auch eine Mischung aus mehreren dieser Öle (bitte kein Kokosöl verwenden, das wirkt komedogen)

10 Tr. Vitamin E

Die Salbeiblüten auf ein Tuch ausbreiten und 1 Tag lang im Schatten antrocknen lassen. Dann mit dem Öl und dem Vitamin E zusammen in ein Schraubglas geben, verschließen und 2 Wochen lang ausziehen. Täglich gut schwenken aber nicht schütteln.
Dann etwas anwärmen und durch einen Kaffeefilter laufen lassen.
In ein dunkles Fläschchen abfüllen, dunkel lagern. Haltbar solange wie das kürzeste MHD der verwendeten Öle + 2 Monate wegen dem Vitamin E.

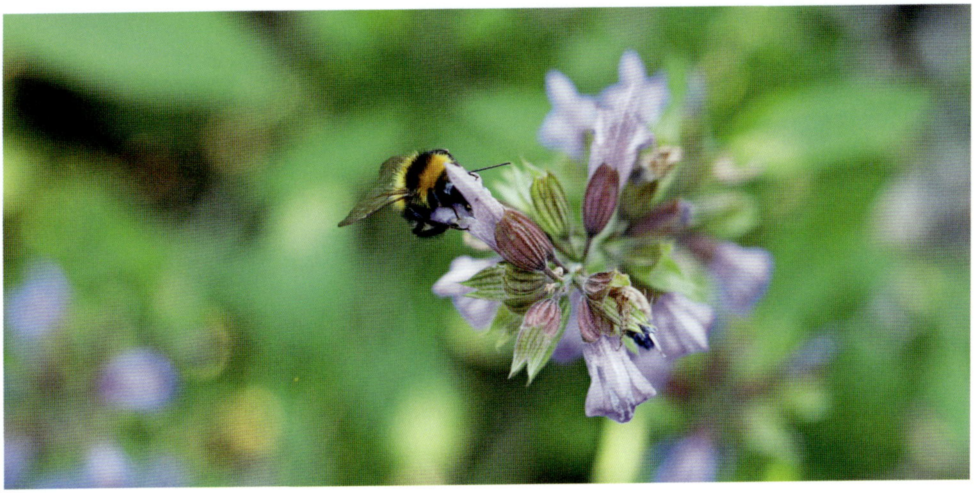

Spitzwegerich

Plantago lanceolata

Volkstümliche Bezeichnungen

Aderblatt, Gartheil, Heilwundenkraut, Rossrippe, Schafzunge, Spitzwetterich, Weißbart

Familie

Wegerichgewächse (Plantaginaceae)

Beschreibung

Diese uralte Heilpflanze, die schon unsere Vorfahren gerne nutzten, bekommt auch in heutigen Zeiten wieder immer mehr Aufmerksamkeit. Spitzwegerich lässt sich wirklich gut finden und auch erkennen. Viele kennen ihn schon aus der Kindheit als Erste-Hilfe-Mittel, wenn angequetschte Blätter um kleinere Schürfwunden oder Blasen an den Füßen gebunden wurden. Meist wächst Spitzwegerich recht reichlich in Wiesen und Gärten, Breitwegerich und mittlerer Wegerich eher an Wegrändern und auf gekiesten Flächen sowie zwischen Pflastersteinen. Beim Trocknen der Blätter ist auf oftmaliges Wenden zu achten, denn sie bekommen schnell unschöne schwarze Flecken und sollten dann nicht mehr verwendet werden.

Verwendung

Tee, Tinktur, Ölauszug, Sirup, Kräuterhonig, Oxymel, Wundpflaster (gequetschte Blätter), Heilsalbe

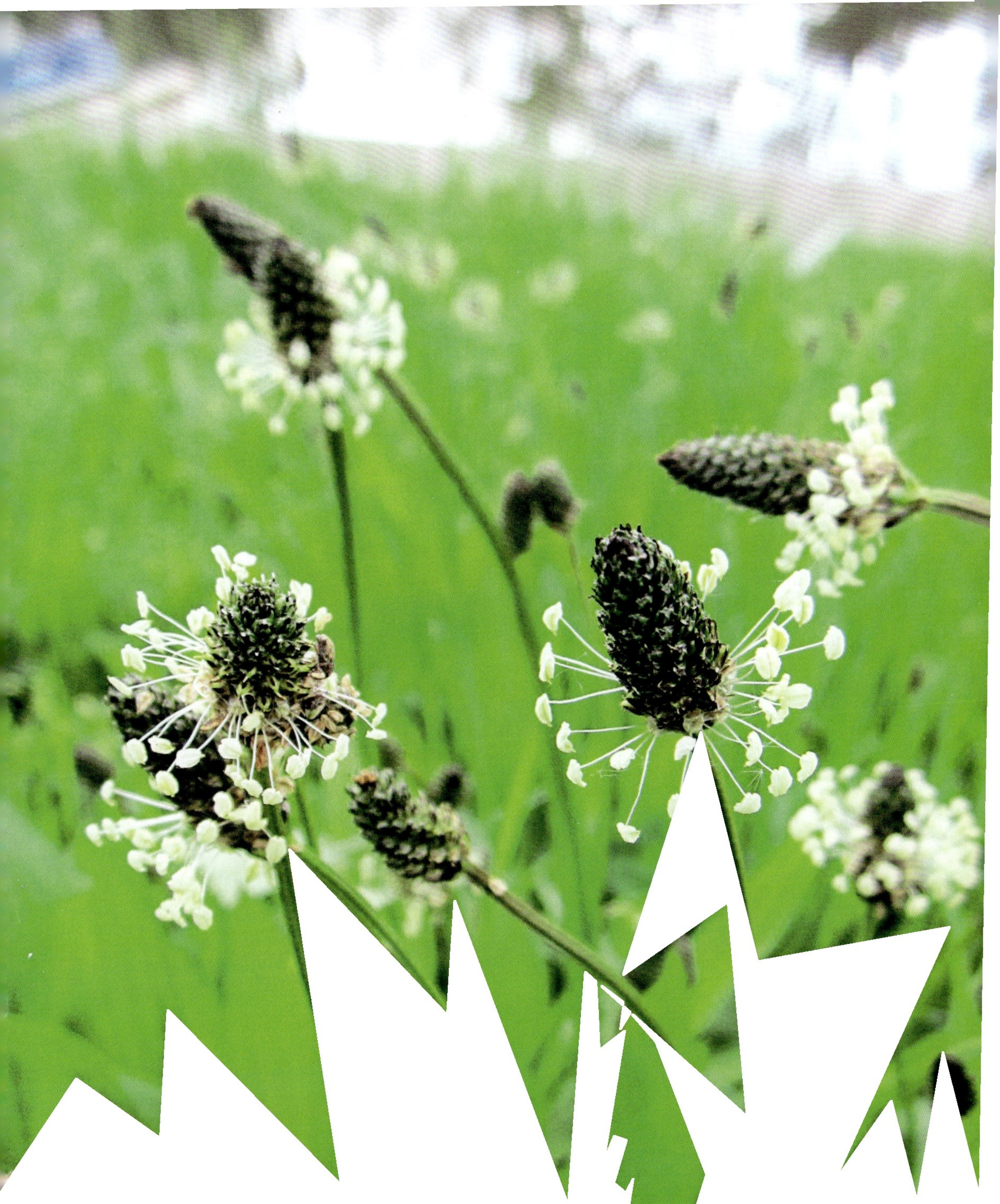

Wirkungsweise innerlich

- antibiotisch (leicht)
- beruhigend
- harntreibend
- hustenlindernd

Wirkungsweise äußerlich

- abschwellend
- blutstillend
- entzündungshemmend
- erfrischend
- hautstraffend
- heilend
- juckreizstillend
- kühlend
- reinigend
- wundheilungsfördernd
- zusammenziehend

Anwendungsbereiche

- Atemwegserkrankungen
- Bronchitis
- Erkältung
- Hals- und Racheninfekte
- Harnwegsentzündung
- Husten
- Insektenstiche
- Keuchhusten
- Reizdarm
- Wunden, Schürfwunden
- Zahnfleischbluten

Inhaltsstoffe

Flavonoide, Glykoside, Kieselsäure, Mineralstoffe (Zink, Kalium)
Saponine, Scheimstoffe, Vitamine

Verwendete Pflanzenteile

Junge Blätter, Blüten, Samen (als Flohsamenersatz), Wurzeln

Erntezeit

Blätter April bis September, besser früher, Blüten Mai bis Juli, Samen August bis Oktober, Wurzeln ab Oktober bis April

Varianten

Breitwegerich, Mittlerer Wegerich., beide heilkräftig aber weniger Wirkstoffe als der Spitzwegerich

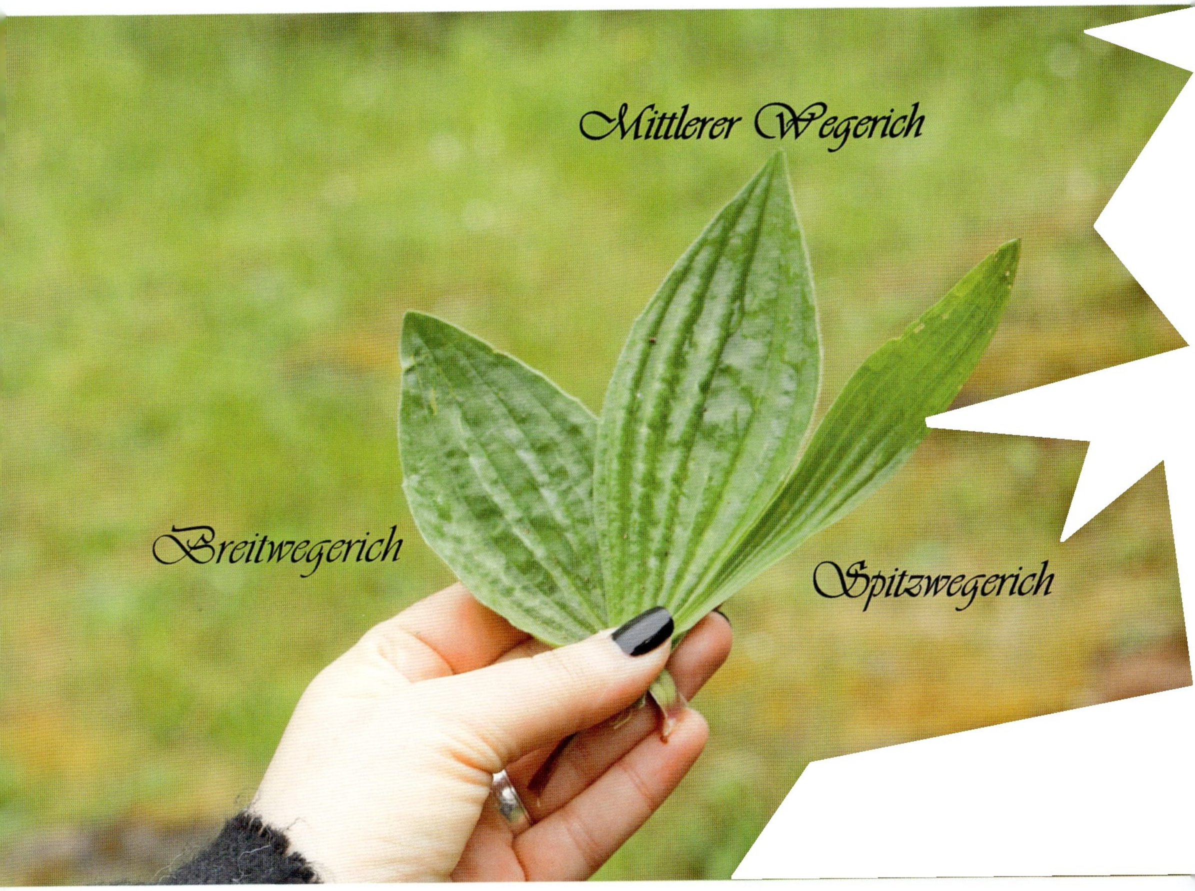
Mittlerer Wegerich
Breitwegerich
Spitzwegerich

Spitzwegerichvielzwecksalbe

Diese gute Salbe ist vielseitig einsetzbar: zur Wundheilungsförderung (nicht auf offene Wunden, sondern nur am desinfizierten Wundrand auftragen bitte), bei juckenden Hautstellen, nach Insektenstichen, gegen Furunkel oder Hämorrhoiden und als beruhigender Brustbalsam bei Husten, Bronchialerkrankungen und auch Erkältung (evtl. 20 Tr. ätherisches Thymianöl zufügen). Mehrmals täglich auf die Haut auftragen und sanft einmassieren.

Für etwa 300 ml Salbe

125 g frische Spitzwegerichblätter

250 ml Olivenöl

20-25 g Bienenwachs

25 g Sheabutter (am besten unraffiniert)

alternativ 20 g Lanolin, anhydrat (dann bereits mit dem Bienenwachs zugeben)

20 Tropfen Teebaumöl (optional)

2 g Vitamin E

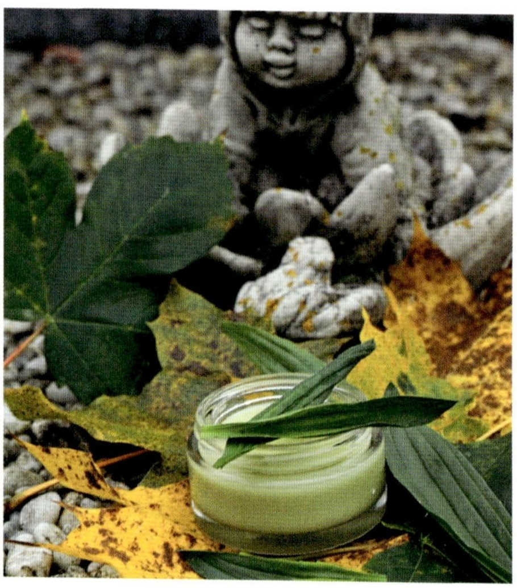

Die Blätter abwaschen, mit Küchenpapier gut abtrocknen, fein hacken. Mit dem Öl im Wasserbad bei etwa 45–55 °C 4 Stunden erwärmen, oft umrühren. Abkühlen lassen, am nächsten Tag wiederholen.
Das noch warme Öl durch einen Kaffeefilter laufen lassen. Das Bienenwachs in etwas Ölmazerat schmelzen lassen, restliches Öl einrühren, bis alles geschmolzen ist. Aus dem Wasserbad nehmen, etwas abkühlen lassen auf etwa 40 °C, dann die Sheabutter darin schmelzen lassen und das Teebaumöl sowie evtl. das Vitamin E einrühren. Rühren, bis die Salbe eindickt, dann in Tiegel füllen.
Abgekühlt verschließen und beschriften.
Haltbar solange wie das MHD vom verwendeten Öl bzw. Sheabutter plus 2 Monate, wenn Vitamin E zugegeben wird.

Spitzwegerich-Brust- und Wund-Heilöl

Für 250 ml

150 g frische Spitzwegerichblätter
2 Spitzwegerichwurzeln
einige Blüten vom Spitzwegerich
250 ml Olivenöl
2 g Vitamin E

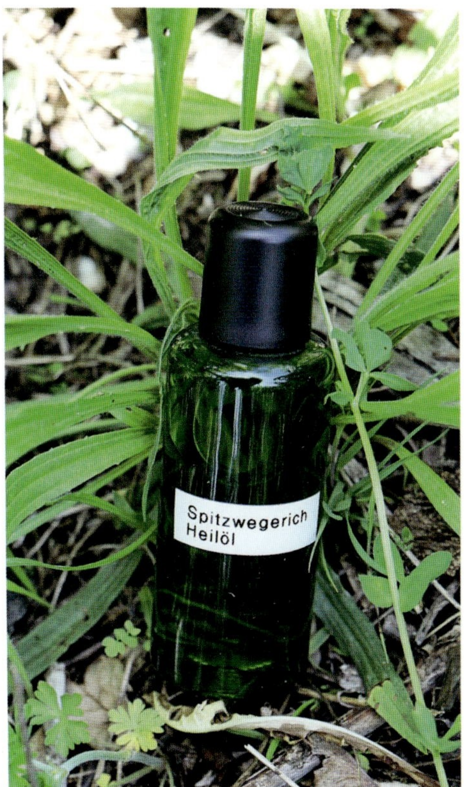

Die Blätter abwaschen, trocken tupfen und einen Tag lang ausgebreitet an einem luftigen Ort (nicht in der Sonne) antrocknen lassen.
Die Wurzel unter kaltem Wasser gründlich spülen, bis sie sauber ist, danach vorsichtig abtrocknen und ebenfalls antrocknen lassen.
Dann alles zerkleinern und in ein Glas füllen (mind. 300 ml). Mit dem Öl auffüllen und nach dem Grundrezept für Ölauszug (kalt) ausziehen.
Danach im Wasserbad anwärmen und durch einen Kaffeefilter klären. Das Vitamin E einrühren. In dunkle Flaschen abfüllen, beschriften.
Haltbar solange das MHD vom Öl ist plus 2 Monate.

Tipp:

Wer mag, kann auch ein wirksames Heilöl aus einer Mischung von Spitzwegerich und Ringelblumenblütenblättern herstellen (2:1).

Wehwehchen von A-Z

Rezepte von A-Z

Bezugsquellen

Rohstoffhändler (Bienenwachs, Sheabutter, Kakaobutter, Lanolin etc.)

Dragonspice Naturwaren | Christian Recke, M. A. Ethnologe | Im Staudfuß 4 | 72770 Reutlingen
Tel: +49 (0) 7121-5939980 | www.dragonspice.de

Manske GmbH | Geschwister-Scholl-Str. 7 | 74523 Schwäbisch Hall
Tel: +49 (0) 791 97 80 80 0 | www.manske-shop.com

Naissance (über www.amazon.de)

Für Österreich:
Vita von Waldehoe KG | Andreas & Karin Rehrl | Münchner Bundesstrasse 47a | A-5020 Salzburg
Tel: +43 (0) 650 7250467 | www.waldehoe.at

Ätherische Öle (idealerweise in Bio-Qualität) verwenden wir gerne von folgenden Herstellern: Primavera, Taoasis, Farfalla, Feeling, Baldini, Naissance, über Apotheken oder Online-Versandhandel erhältlich. Von der Einnahme ätherischer Öle raten wir grundsätzlich ab, außer sie werden ausdrücklich von (deutschen) Herstellern dafür empfohlen.

Bildnachweise

Karl-Heinz Engler: S.7, 8, 10, 13, 17, 18, 19, 21, 22, 23, 24, 25, 27, 29, 31, 33, 35, 36, 41, 42, 47, 49, 51, 52, 55, 56, 59, 61, 66, 67, 68, 73, 75, 77, 78, 81, 83, 87, 89, 97, 104 ,106, 107, 109, 111, 113, 115, 117, 120 ,122, 125, 130, 131, 134, 139, 141 ,142, 143,148,149
Mario Bart: S. 12, 15, 16, 38, 39, 57, 62/63, 64, 65, 69, 71, 82, 84, 85, 91, 93, 94, 99, 100, 114, 119, 127, 129, 132, 147
S. 3 Pixabay.de/gate74, 103 Pixabay.de/Zorro4, S. 137 Pixabay.de/Lebensmittelfotos,
S. 145 Pixabay.de/WikimediaImages
Covergestaltung unter Zuhilfenahme von Fotos von
© Maren Winter - Shutterstock.com, © MicroOne - shutterstock.com, © Karl-Heinz Engler und © Mario Bart

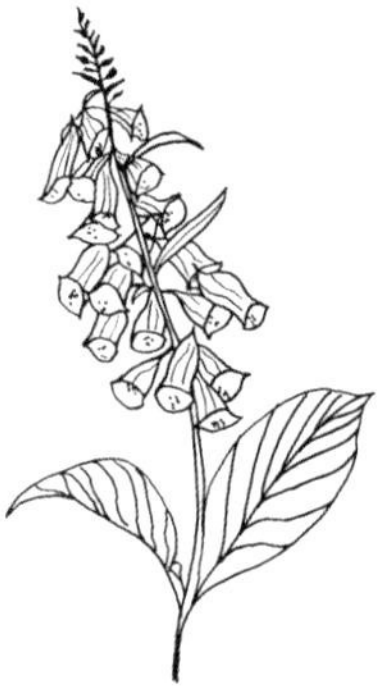

Zu vielen weiteren kostenlosen Informationen und Rezepten
rund um Heilkräuter, Wildpflanzen, Naturkosmetik und
Wilde Küche laden wir herzlich ein
im Internet in unserem Blog

Krautgeschwister.de

Elisabeth Engler und Sonja Bart
(Kräuterpädagoginnen)

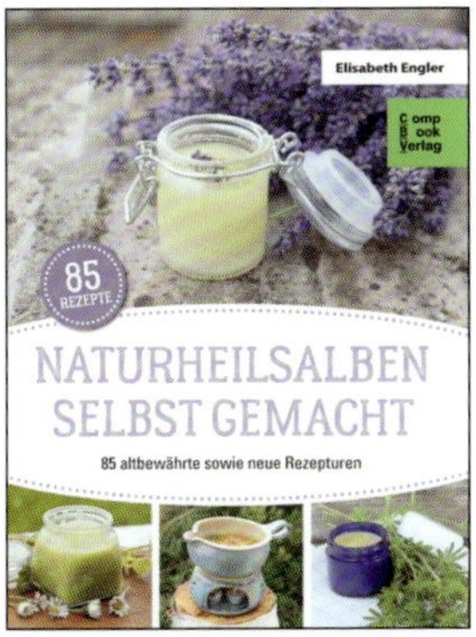

Naturheilsalben selbst gemacht

Die umfangreiche Salbenküche mit 85 Rezepturen für Heilsames und Pflegendes aus Kräutern, Wurzeln, Gewürzen und feinen Ölen, schnell selbst gerührt zur Linderung kleinerer und größerer Wehwehchen. Sie erfahren, wie Fortgeschrittene und auch Anfänger diese wunderbaren Salben selbst herstellen können. Viele frische Bestandteile lassen sich im Garten, Wald und Wiese finden und sammeln. Die Herstellung der meisten Heilsalben macht wenig Mühe, dafür viel Freude. Diese heilende Salben zur Selbstmedikation und begleitenden ärztlichen Therapie stellen keine kosmetischen Cremes dar.

ISBN: 978-3-934473-84-3

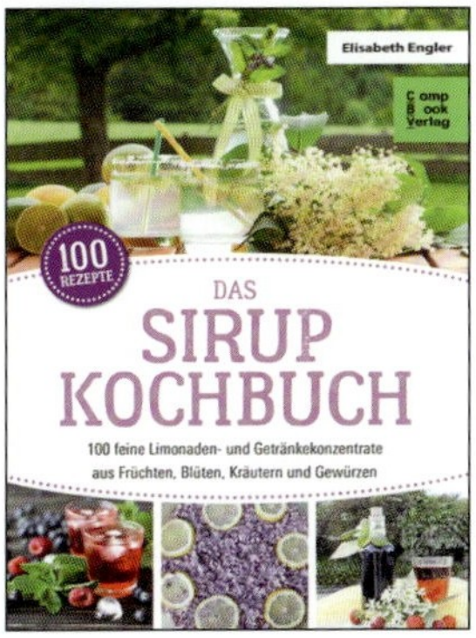

Das Sirup Kochbuch

Hier finden Sie über 100 Rezepte für erfrischenden Sirup aus Früchten, Kräutern, Blüten und Gewürzen. Für jede Jahreszeit und jede Stimmungslage ist da etwas dabei: lecker, gesund und günstig.

Das Grundlagenwerk zum Thema Sirup und Limonadengetränke, auch für die Zubereitung mit Zuckeraustauschstoffen wie Xylit geeignet für den kalorienarmen Genuss. Und das beste: Sirup eignet sich nicht nur für die Zubereitung von leckeren Limonaden und Bowlen, sondern auch Aperitifs, G´spritzten, zum Mixen von Cocktails, Likören, zum Kochen und Einmachen, Marinieren uvm.

ISBN: 978-3-934473-47-8

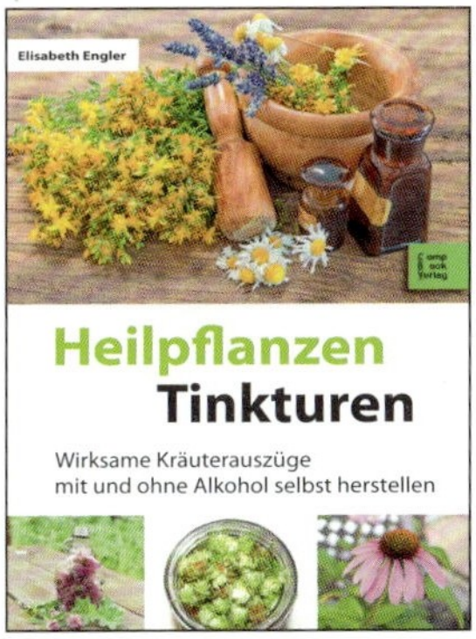

Heilpflanzen Tinkturen

Von der einfachen Heilpflanzentinktur bis zur komplexen Essenz werden hier über 80 erprobte Tinkturen für Hausapotheke und Akutfall, Herstellung und Anwendung. Dabei werden neben alkoholischen auch nichtalkoholische Lösungsmittel verwendet, die sich besonders für Kinder, Alkoholsensible und für die länger andauernde Kuranwendung eignen.

Mit Glycerintinkturen und Honigmazeraten. Vieles aus dem Garten oder der eigenen Wildsammlung eignet sich zur Herstellung wirksamer Auszüge. Ebenfalls bilden Bio-Kräutertees eine gute Grundlage für ein wirksames Ergebnis. Für Einsteiger und Fortgeschrittene

ISBN: 978-3-934473-20-1